女性のための

不調を治す整体学

「西洋医学でもない
東洋医学でもない
整体学という第3の医学」

整体・健昴会代表
宮川眞人

彩図社

はじめに

最近疲れが取れない、病気ではないのに体調がすぐれない、気分が沈みがち、肌が荒れる、肩こり・腰痛・頭痛・生理痛がつらい、眠れない、イライラする……。

私の施術所には様々な不調に悩まされている女性がいらっしゃいます。

このような不調への対処法として、病院や民間治療院では、薬を飲んだり塗ったり、揉んだり解《ほぐ》したり、運動をすすめたりしますね。

しかし、一時は効果があっても、不調が繰り返されることが多いことを皆さんはご経験済みだと思います。

なぜ不調が続くのか。それは、病院などでは、女性の体の仕組みを全体像で見るのではなく、症状が出ている部分だけに注目しているからです。

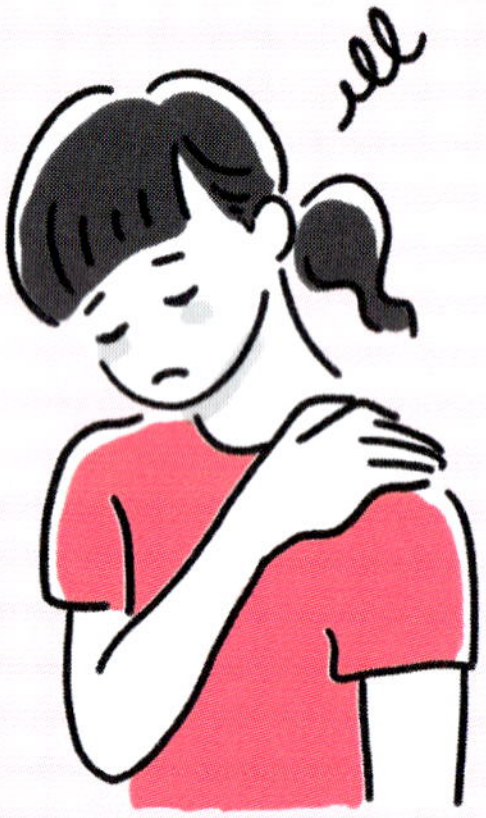

私は、整体院を構えて20年、修業時代を加算すればもっと長い期間、多くの人の体を見てきました。

そして、人の体というのは、どんな症状であっても不調が起きている場合、全体像から見るひとつの法則を持っていることに気がつきました。

それは「体に**左右差**があること」、つまり、不調がある体にはゆがみが生じているのです。

女性と男性の体には本質的な違いがあります。簡単に言えば、女性の体は左右の腸骨が仙骨を中心としてよく動くのです（詳しくは本文中で説明いたします）。そして、この動きのバランスによって、体に左右差が生まれやすいのです。一方、男性の骨盤はひとつの形に決まっているので、女性に比べて日々の変化はあまりありません。

ですから、女性の体は男性に比べて騒がしいとも言えます。**敏感な女性ほど自分の体の日々の変化に影響を受け、不調を感じ困惑する**のです。

また、近年、整体の現場でも重篤な不調を訴える女性が増えています。特に、働く独身女性の多くが不調を抱えているように私は思います。

その原因は、彼女たちの頑張り過ぎの性格にもあります。**過労や精神的なストレスは腎**

臓を痛めつけ、体に左右差を生む要因となるのです。

女性の様々な不調の根幹に通じることとは何なのか、女性の体の持つ動きの本質的なことは何なのか……、こういった話は、実際に人の体に触れ、その人の生活を想像し、日々、体の繊細な動きを追究していないと出てこない話でもあります。机の上で考えても出てこない話です。

女性特有の不調は前述のように様々ありますが、不調の根幹の部分は体の左右差であり、腸骨の左右差です。それを整える必要があるということを本書では明らかにします。

そしてそれを整えるヒントは、脚の向きにありました。

しかも、主な指標は右脚なのです。

先ほど女性の骨盤は動きやすいと述べましたが、女性の体の動きや意味合いの中心はやはり骨盤です。

そして骨盤というのは仙骨と腸骨との組み合わせで成り立っています。その合わさり目の仙腸関節という場所の過緊張や硬直、左右差は、その女性の脚の伸びに表れるのです。

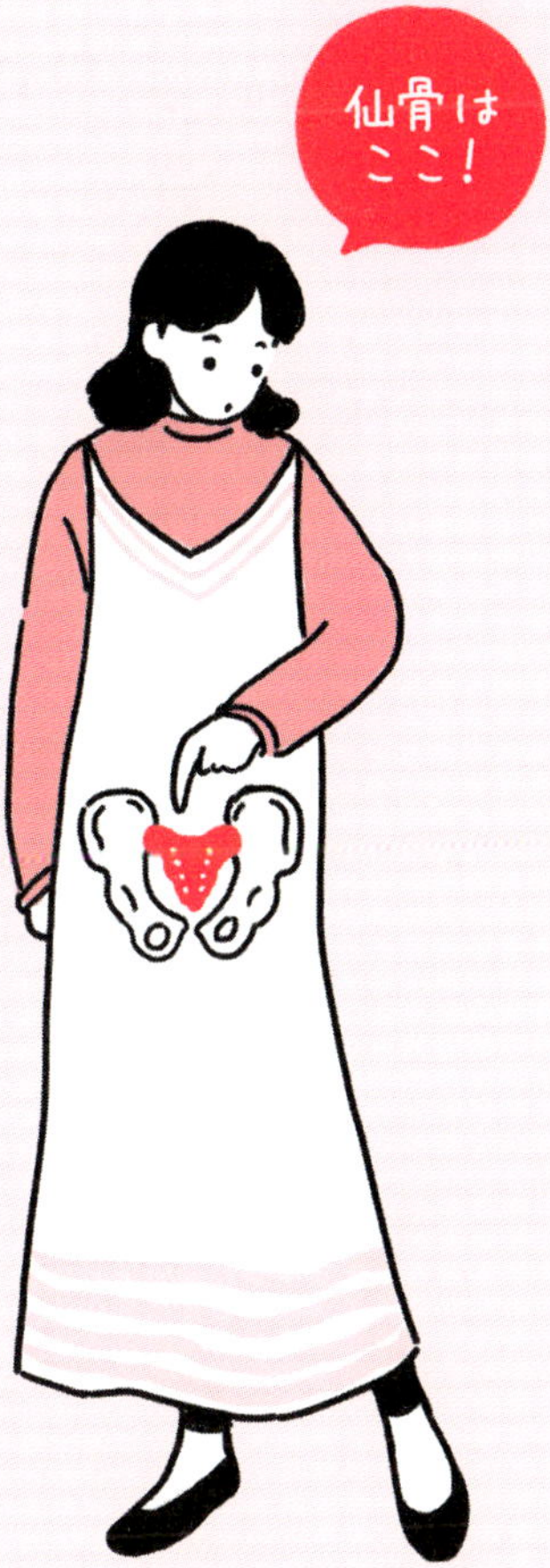

ですから、**まず、この脚の伸びの左右差や硬さを自覚し、そこから改善していくという方向でないと女性の体は変わらない**というのが、今までの整体の臨床上の結論なのです。

ストレスフルな体は、必ず体の右側が縮み、右脚にその影響が表れます。

女性は重篤な不調に入る前に、この脚の状況を自覚し、自ら変化させる努力をしなければならないのです。その女性の脚の状態が変わらなければ、体の構造的質的変化はありません。

そして、脚の状態を変えるためには、整体体操が必要になってきます。

しかしながら、単に体が柔らかいことが健康というわけではありません。関節を柔らかくするのが整体体操の目的ではありません。

むしろ、ヨガやバレエをしている、一見、体が柔軟な女性でも重篤な病気になったりします。

体の関節が硬いことを気にするよりも、まず、**自分の体の内面を感じ取ることが大切**なのです。

「体の伸びには意味がありますよ、体には連動性というものがありますよ、心と体は連動していますよ。そして、一見、体の柔軟な人でも、素通りしがちで自覚が難しい体のポイントがあって、その変えるべき1点とも言える場所と意味を体操をして感じ取ってみてください」と私は言いたいのです。

そういったことをまず念頭において本書を読み進めていただければ、と思います。

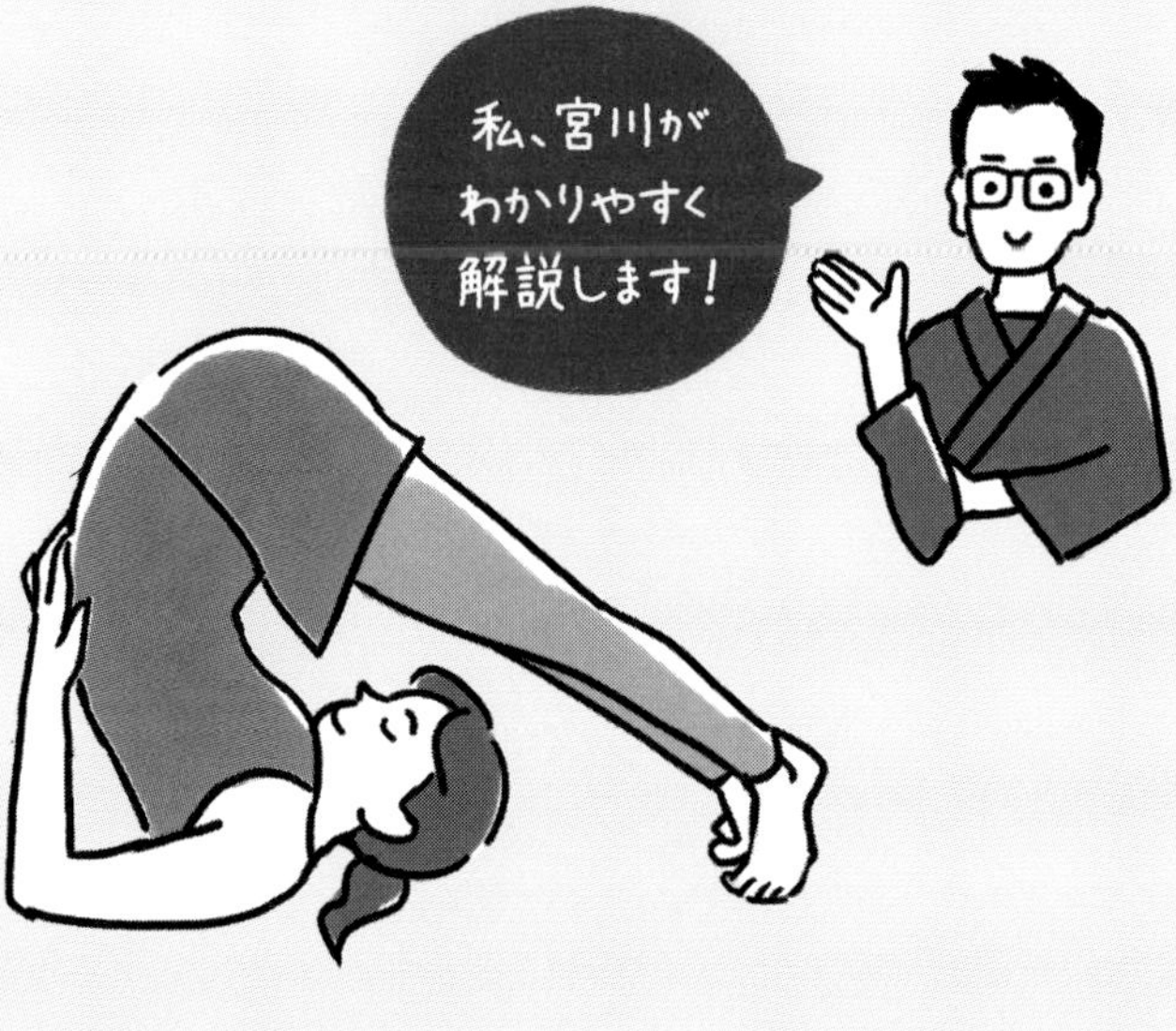
私、宮川が
わかりやすく
解説します！

※ご注意

健昂会・宮川整体は、医師免許資格を持つ機関ではありません。当方で行なっている整体は、健康指導であって治療行為ではありません。そのため、当方の考え方として、抗癌剤、降圧剤、ステロイド、ホルモン薬等、薬を常用している方は整体指導をご遠慮申し上げています。西洋医学の薬は、その作用が非常に強く、薬を常用している体は、その薬の影響下からなかなか逃れられないという考え方によるものです。

〈女性のための不調を治す整体学　目次〉

第4章 膝とつま先を同一方向にするために

序章　自分の脚をチェックしてみよう

つま先のチェック　その1

うつ伏せで両足のつま先の方向を見てみましょう。足の状態はどれに一番近いですか？

※自分で見るのは体勢的に難しいので、他の人に見てもらいましょう

まずは自分の体を知ることから始めましょう。当てはまるものの記号を数えてください。

※以下のチェックは主に女性を対象にしています

A・どちらの足のつま先もまっすぐで足首は浮いていない

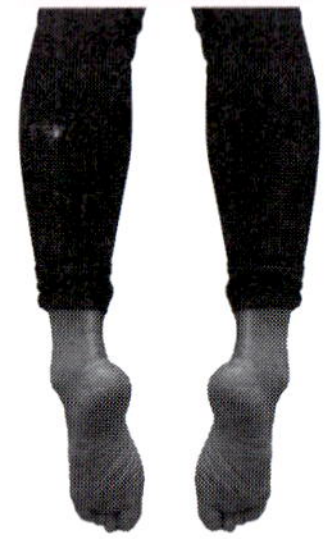

B・右足の足首だけがまっすぐではなく浮いていて、右のつま先が内側に向いている

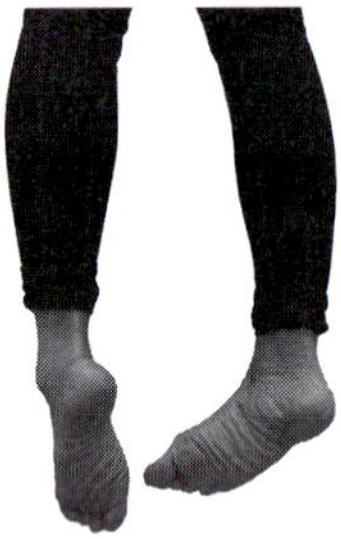

C・左右とも、足首がまっすぐでなく浮いていて、両足のつま先とも内側に向いている

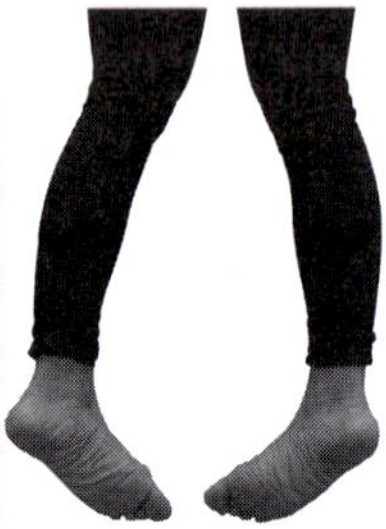

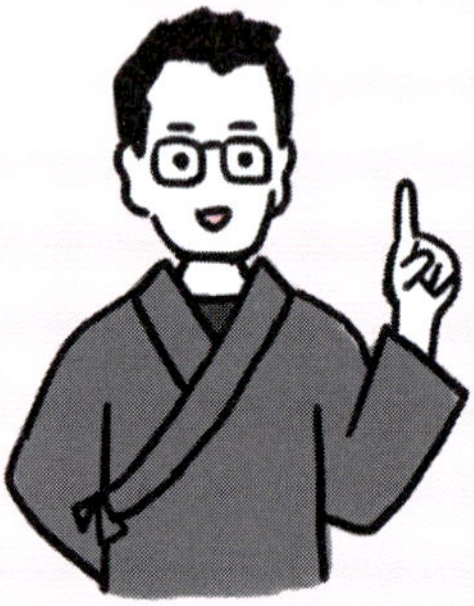

つま先のチェック　その2

仰向けで、顔を起こして自分の右足を見てみましょう。
膝と足の状態はどれに一番近いですか？

A・膝の裏は床につき、つま先がまっすぐに伸びている

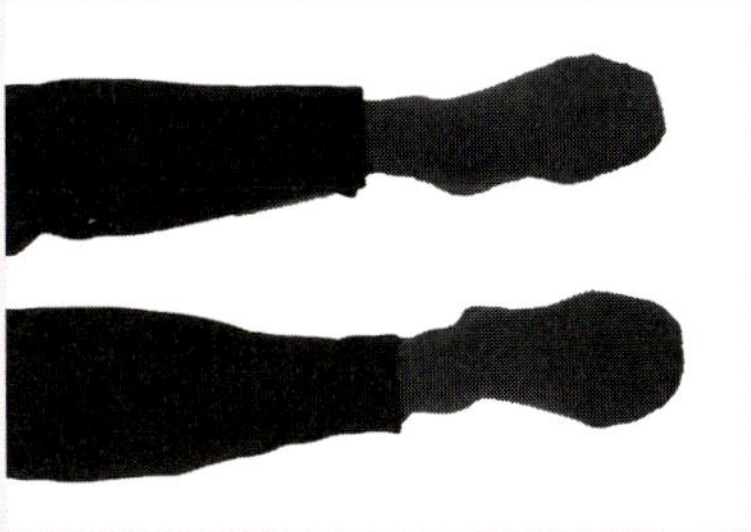

B・つま先はまっすぐだが、右膝が浮いてしまう

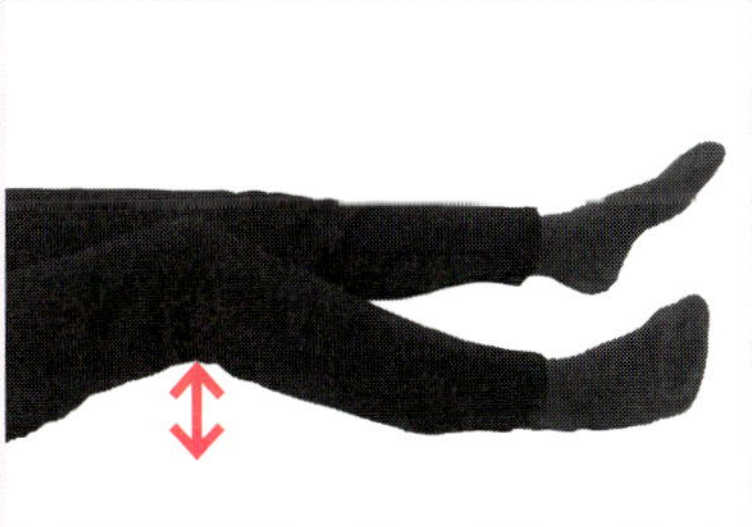

C・右膝が浮いていて内側に入っていて、しかも、右足が内反している

（内反：足の裏が内側に向いている状態）

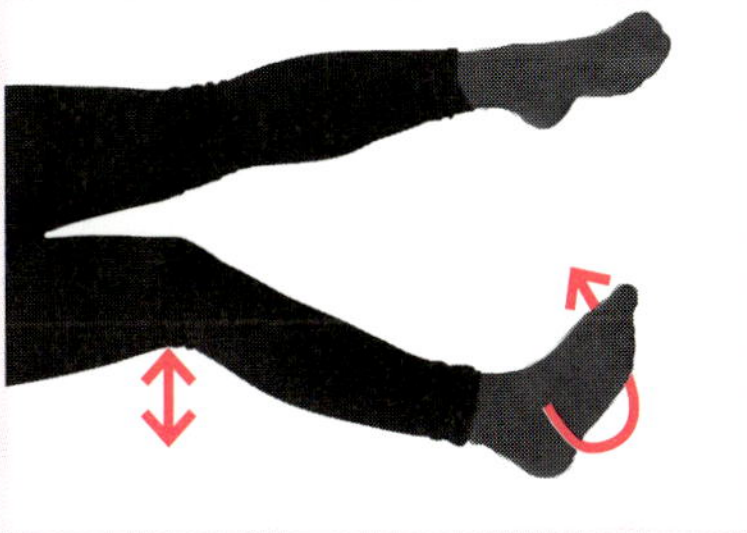

膝とつま先の方向チェック　その1

仰向けに寝て足首をつかみ、膝をまっすぐにしたまま脚を天井方向へ引っ張ります。これを右脚と左脚で行なってください。脚の状態はどれに一番近いですか？

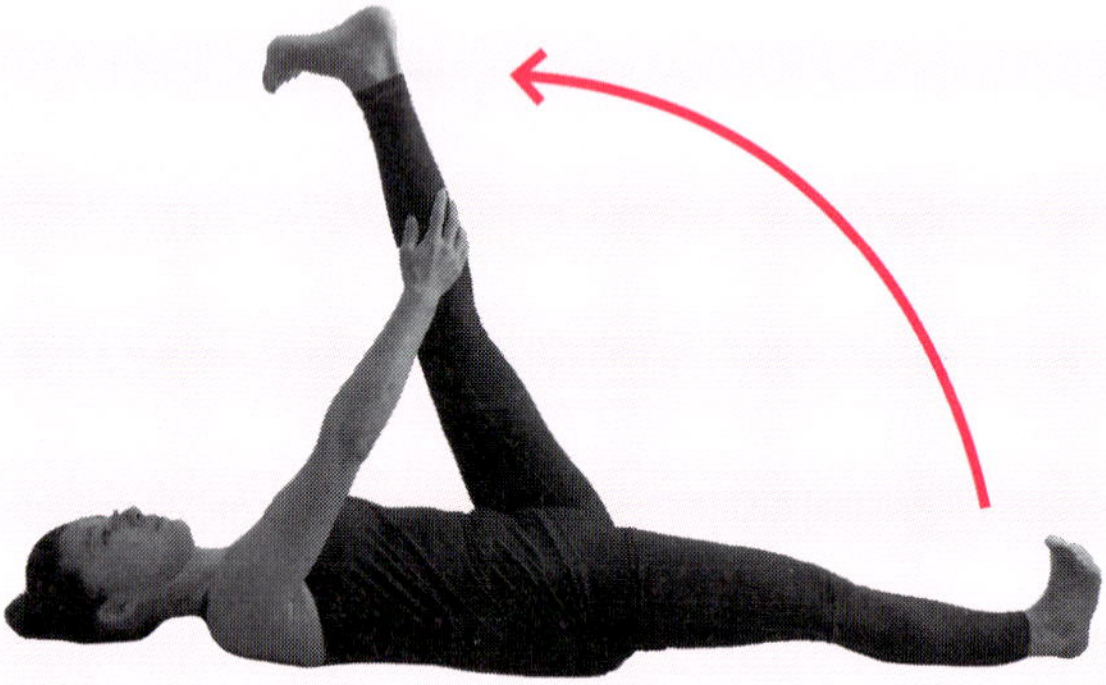

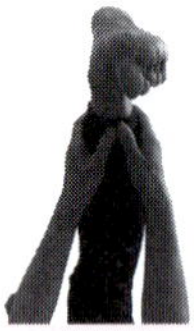

A・両脚ともつま先と膝のお皿がまっすぐの状態で上がる

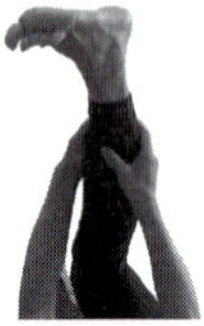

B・右脚のつま先と膝のお皿が内側に向いてしまう

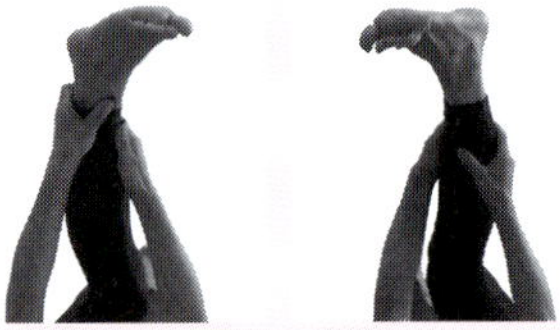

C・右脚、左脚両方のつま先と膝のお皿が内側に向いてしまう

※注意・膝が曲がって、つま先が外側に向いてしまうのは男性特有な形です。老年の女性にもたまにありますが、若い女性が外側に向くのはまれで、つま先が外に向く女性の場合は、股関節が既に癒着したO脚の傾向に入っています。

膝とつま先の方向チェック　その2

ハードルを跳び越すときのポーズをしてください。

前に出した脚はまっすぐに、曲げた方の足首を曲げ、つま先を90度外側に向けます。広げた股の間の角度も90度です。これも左右行なってください。脚の状態はどれに一番近いですか？

A・両脚ともに膝が浮いたり、内側に向いてしまうことがない

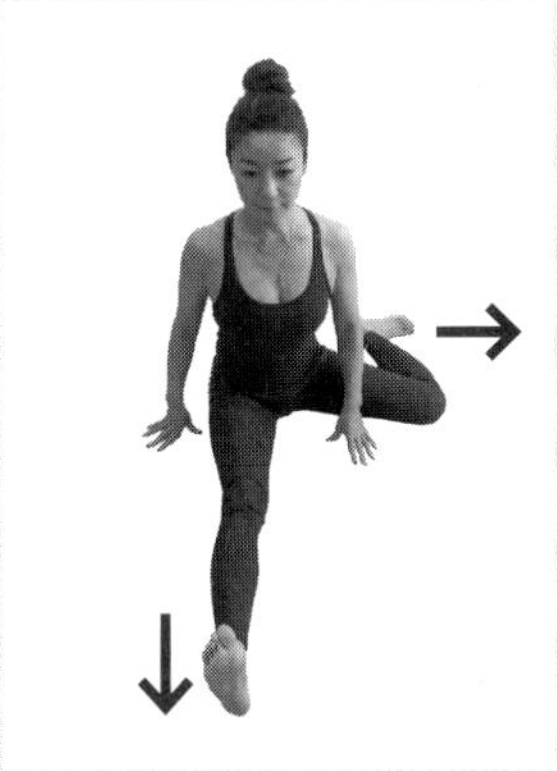

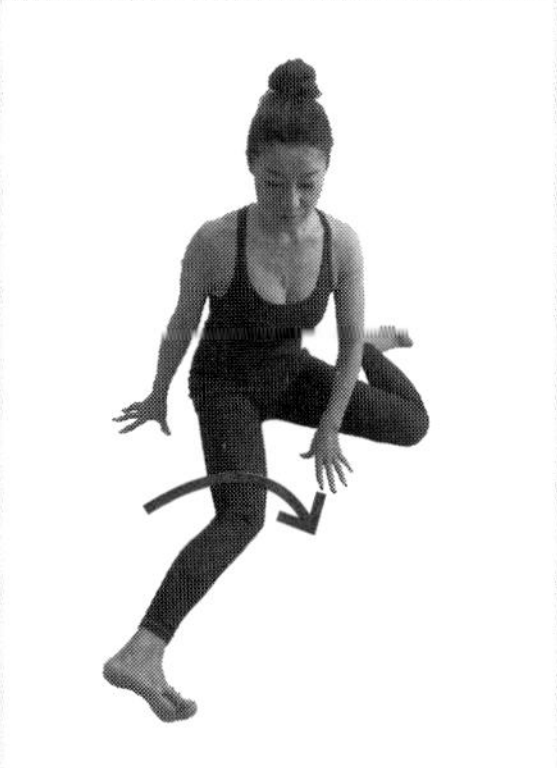

B・右脚を前に伸ばし、左脚を曲げたポーズを取ると、伸ばした右脚の後ろが硬く感じられて、右膝のお皿が内側に向いてしまう

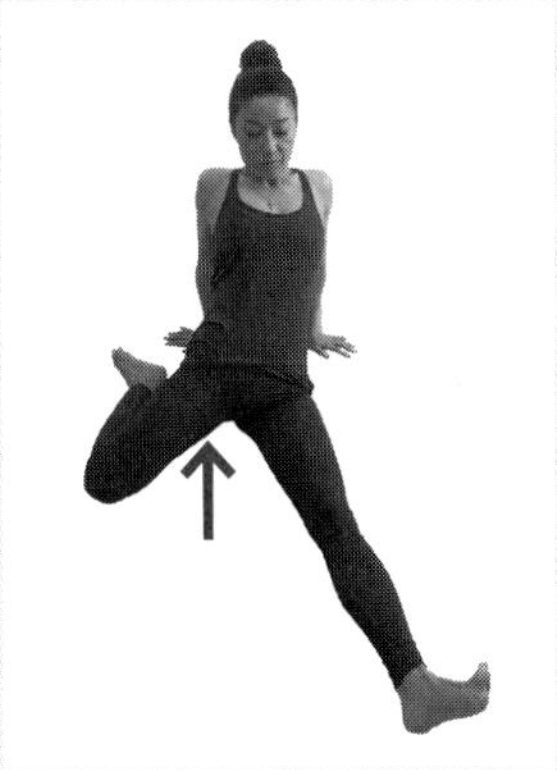

C・左脚を前に伸ばし、右脚を曲げたポーズを取っても、右脚の内股が硬く感じられてしまい右脚の内股が浮いてしまう

※BとC両方当てはまる方は2つともカウントしてください

膝とつま先の方向チェック　その3

片方の脚は横に伸ばし、片方の脚は膝を曲げ、体を起こします。伸ばした方の足はつま先を天井に向けます。これを左右行なってください。脚の状態はどれに一番近いですか？

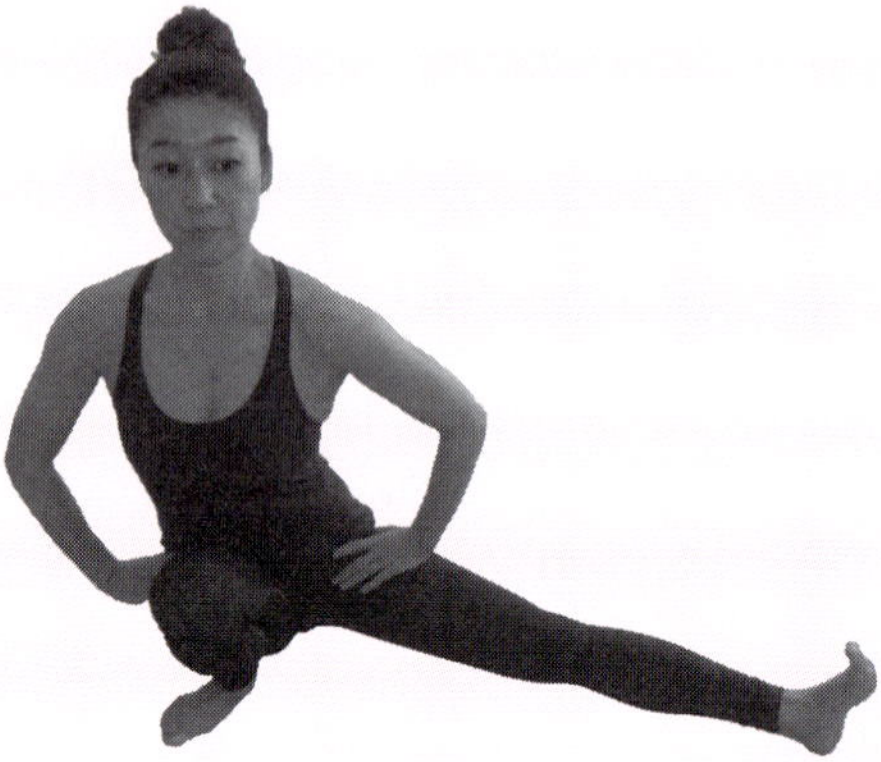

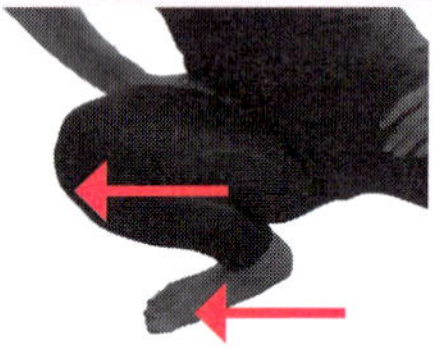

A・両脚とも、曲げた方のつま先と膝のお皿の方向が揃っている

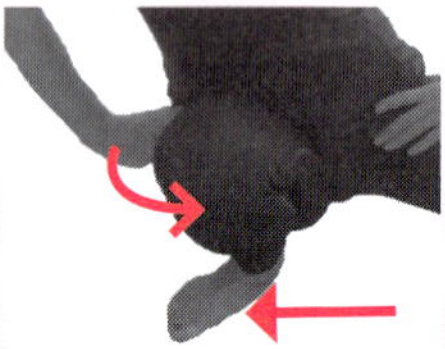

B・右脚を曲げたポーズで、右のつま先と右の膝のお皿が同じ方向を向かない（右膝のお皿が内側に入り、右のつま先が外側を向いてしまう）

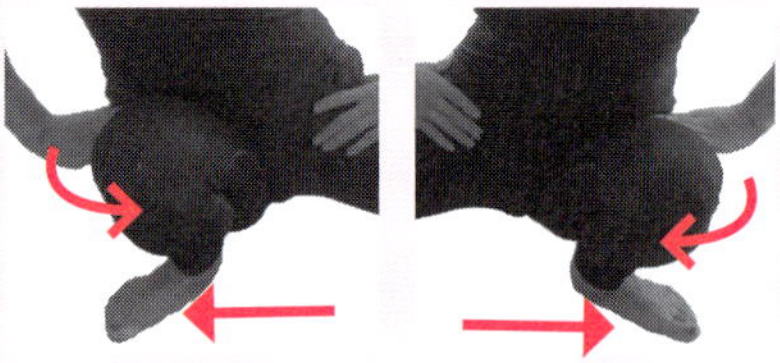

C・左右行なってみて、両脚ともに、膝のお皿が内側に入り、つま先が外側を向いてしまう（左右両方の膝が内側に入ってしまう）

膝とつま先の方向チェック　その４

片方の脚は後ろに伸ばし、片方の脚は膝を前に曲げます。

後ろ足のつま先は、最初まっすぐ後ろに向け、そのあとつま先を外側に90度に向けます。右脚後ろ、左脚後ろの順で左右行なってください。脚の状態はどれに一番近いですか？

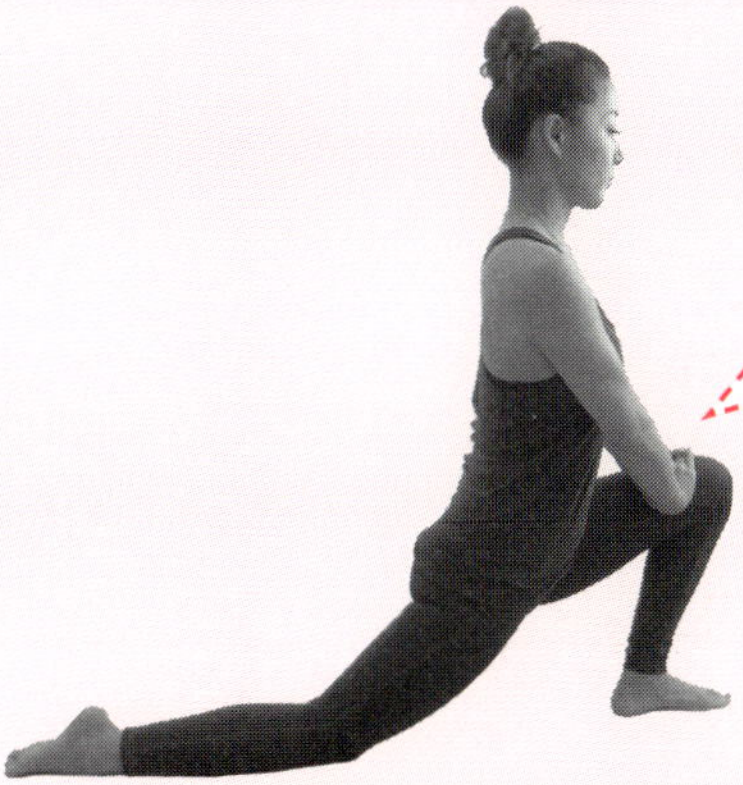

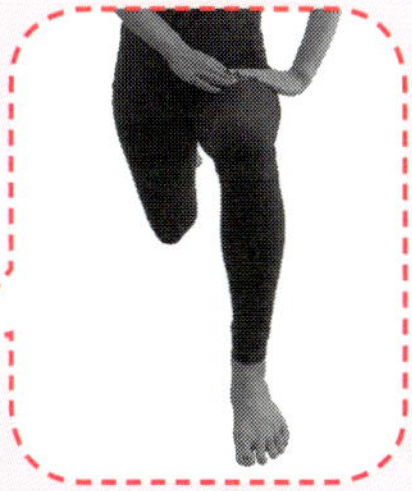

膝は内側に入らない
ようにしてください

※このポーズには注意点があります。前に出した脚の曲げた膝の向きと位置、そして、臍（へそ）の向きに注意してください。（1、曲げている膝が内に入らないようにする／2、両方の脚の幅は腰幅にする／3、臍をまっすぐに向ける）

A・どちらの脚が後ろでも、つま先を90度に向けることができ、踵も浮かない

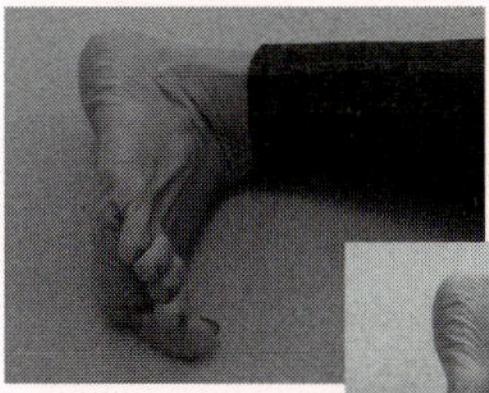

B・右脚が後ろのときだけ、右足の踵の内側が浮いて床に付かない

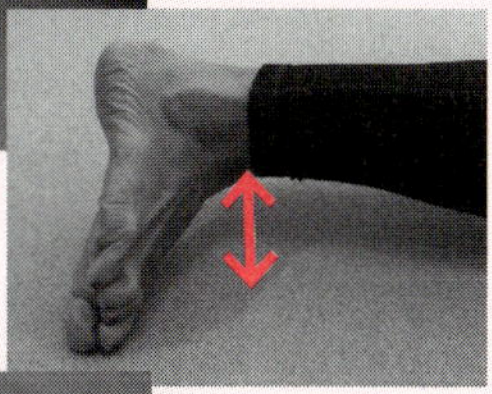

C・右脚でも左脚でも、踵の内側が浮いて床に付かない

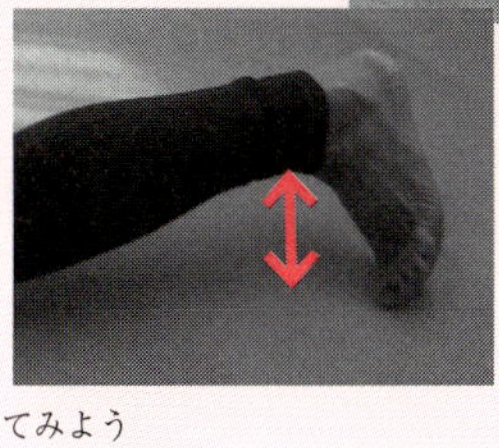

診断結果

Aが **4つ以上**	ほとんど問題のない、良い状態の体です。特に今のところ感じている不調もないのではないでしょうか？　本書も参考にして、その良い状態を維持していただきたいものです。
Bか**C**が **併せて** **3つ以上**	体に左右差が生じています。女性は骨盤がゆがむと女性特有の不調が表れやすくなるので注意が必要です。
Cが **4つ以上**	仙腸関節の硬直があり、何らかの問題を抱えている可能性があります。仙腸関節は「はじめに」でもお話しした通り、ストレスが表れる箇所です。

いかがでしたか？

体に左右差があった方も悲観せずに本書の体操を行なっていただければ、体が整い、調子も良くなりますので、取り組んでみてください。

※注意：スポーツのし過ぎで膝関節を痛め手術をしたり、何らかの事故によって足首や膝、または、大腿骨を骨折した経験がある人はこの範疇ではありません。

第1章 女性の体のゆがみの特徴

1・体のゆがみの法則

「ストレス」が腎臓と肝臓を疲弊させ、体を左回りにゆがませる。

本章では、人の体がどのようにしてゆがむのか、そして女性の体と男性の体を比較しながら、女性には女性特有のゆがみ方があるというお話をしたいと思います。まず、この項目では男女に共通して起こる体のゆがみとその原因についてご説明します。

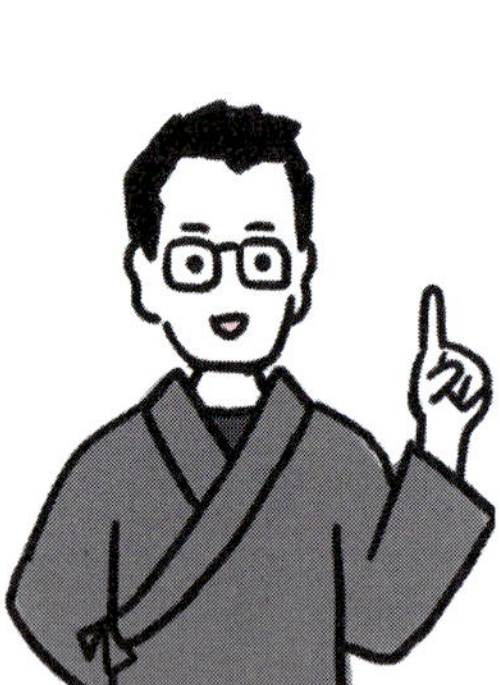

◆腎臓と肝臓の疲労で人の体はゆがむ

男女ともに、人の体は、疲労があると腎臓・肝臓が疲れます。

そして腎臓・肝臓が疲労すると、基本的に次のような体の構造上の変化が起きてきます。

1：腰が下がる（腰が丸まってくる）

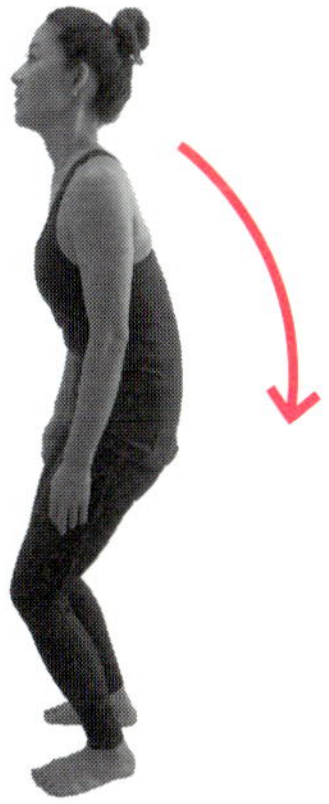

2：体が左回りにうねってくる

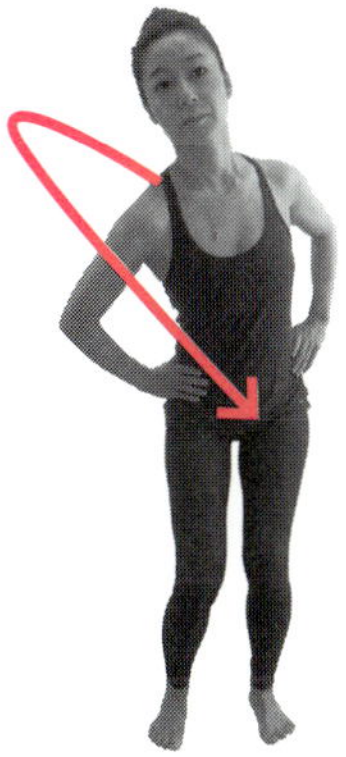

なぜこのようなことが起こるのかを簡単にご説明します。

腎臓と肝臓は、下の図の胸椎8、9、10、11番という骨のライン上にあります。そして10番と11番は腎臓のラインであり、人の体の捻りの中心となっています。

人の体はすべて繋がって連動しているため、胸椎の10、11番に構造的な崩れが生じると体全体に波及します。

肝臓は体の右側を支配しており、この肝臓が疲労することで胸椎10、11番の右側がさらに縮み、その結果、体全体が左にうねってしまうのです。

この件について詳しく知りたい方は、前著『ゆがみを直す整体学』もご覧ください。

◆腎臓と肝臓の疲労は腰にも表れる

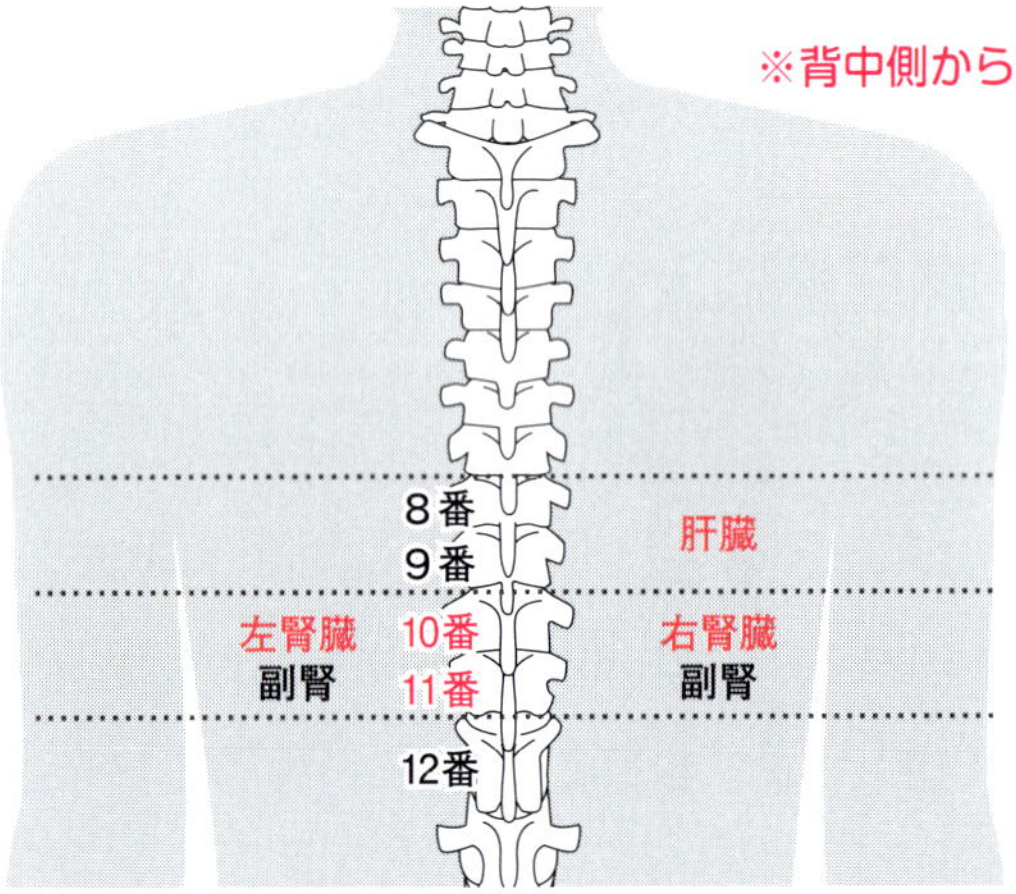

※背中側から見た図
8番
9番
肝臓
左腎臓
副腎
10番
11番
右腎臓
副腎
12番

この体のゆがみが進んでいくとどうなるのでしょうか。

人は、腰を反ることで、2本の足で立つことができています。腰を前弯曲させることで、体の中心軸を保つことができるからです。

しかし、腎臓・肝臓の疲労により腰が丸まるということは、この前弯が失われるということです。そしてこの前弯が失われると、立ったり歩いたりすることが困難になります。

年配者にも腰が丸まっている人が多いですね。年を取ってくると人は腰が丸まってくる傾向があるのは、腎臓・肝臓の疲労の蓄積によって肋骨が下がってくるからで、そうなると膝後ろが縮んでピンと伸びなくなってきます。

そういう人の歩幅は狭く、ペンギンのようなベタベタ歩きになります。

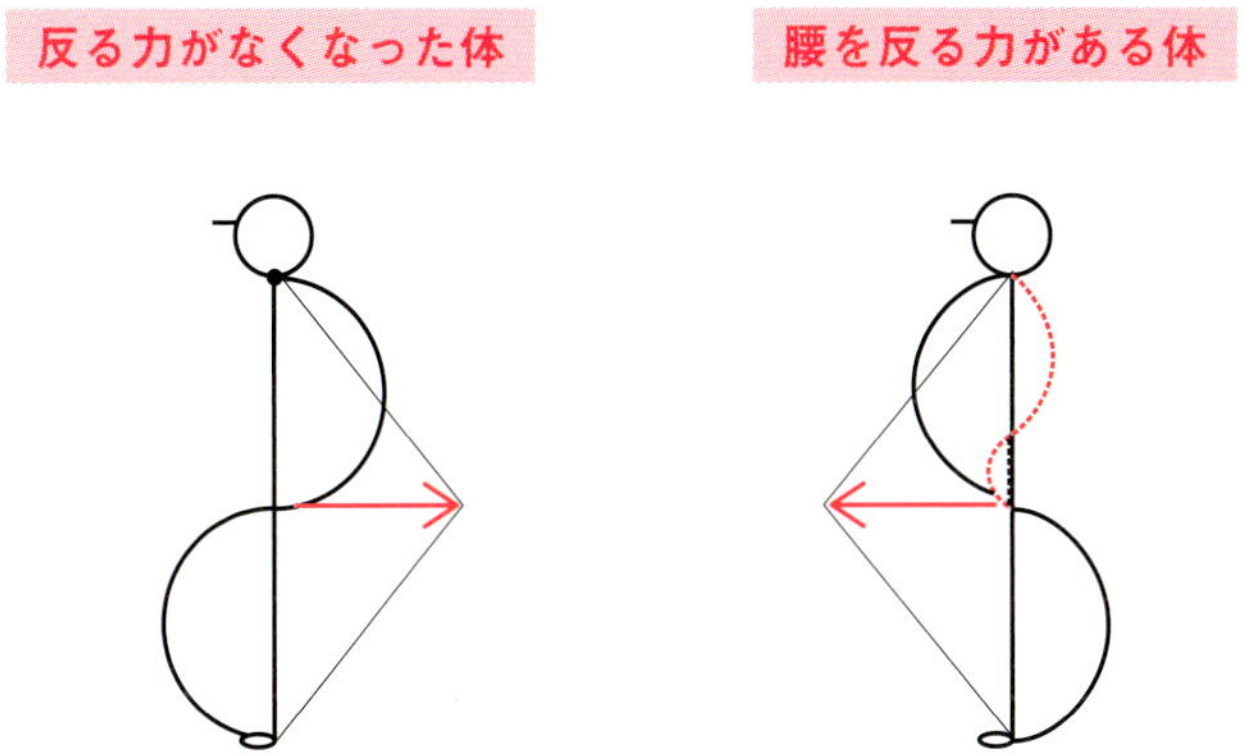

そして最後には立ち上がることができなくなり、寝たきりになってしまいます。

人が腰が悪くなると背中全体が丸くなるのと同じように、犬猫も年老いてくると腰が丸くなります。

そして、腰が丸くなった犬猫は、やはり、歩行困難になってゆきます。

人は2本足で立っているから腰が後弯し腰が丸まると多くの人は考えます。しかし、4本足の犬猫も腰が丸くなるのです。

それは、やはり、腎臓・肝臓の疲労が原因だからです。

重力に負けて腰が曲がるのではなく、腎臓・肝臓の疲労によって肋骨が硬直し、脚の後ろが縮むからなのです。

4本足の動物でさえ、腰の反りが有るか無いかで身体能力や肉体年齢が分かるのです。サラブレッドの競走馬や時速約100キロでダッシュするチータの腰の反りを見てみるとよく分かるでしょう。

◆気疲れや精神的な疲労も腎臓・肝臓に影響を与える

また、肝臓という臓器は不思議な臓器で、単に、エネルギー源を貯蔵し有害物質を分解解毒するという働きだけでなく、頭をよく使って気疲れしたり、精神的な疲労を起こすと疲労する臓器でもあります。

むしろ、**肝臓という臓器は頭の使い方と頭の疲労とに深く関わり合っている**と私は考えています。

特に現代人は、頭を使い過ぎて肝臓を疲弊させている人が多いように感じます。人間関係のストレスを抱えている人が多いのです。

ここで、有名な、ロダンの〈考える人〉を見てみましょう。

この像がなぜ考え悩む人に見えるのか、それはやはり右の脇を縮めるようにして体を左に捻っているからです。

このような姿勢を見ると人は本能的にそう感じるはずです。うたた寝している人の姿には見えません。

ロダンの〈考える人〉

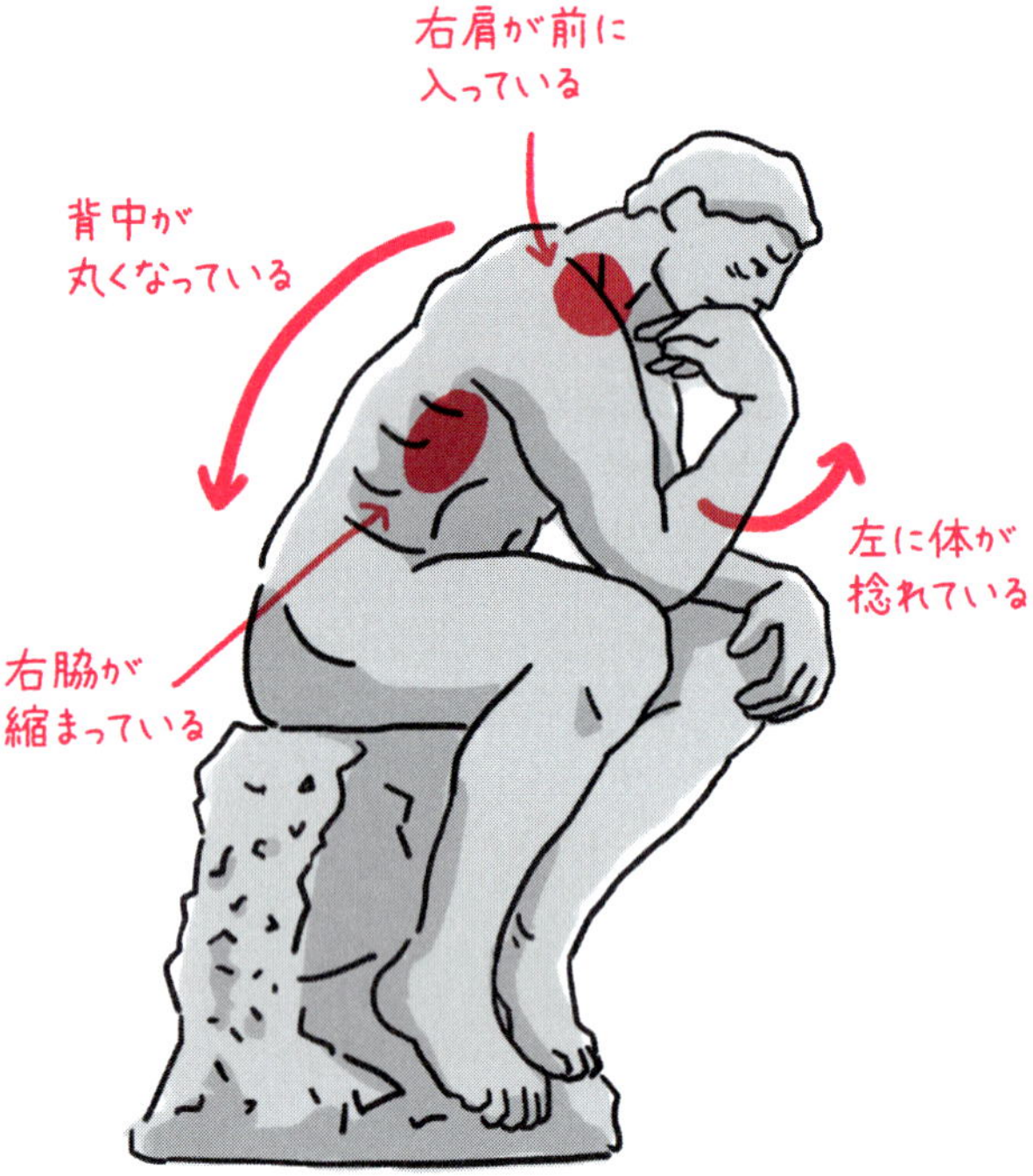

つまり、**腎臓・肝臓の疲れた体の形の典型は、背中が丸まり、膝が曲がり、右肩が前に入っていて、右の脇腹が縮んでいて、左に体が捻れている、という形**になります。

さて、腎臓・肝臓が疲れると男女ともに以上のような形になりますが、男性と女性とではその内容が違うのです。内容というのは男女の骨盤の動きのことです。

このことについては次の項目で詳しくご説明します。

2・女性の骨盤と男性の骨盤の違い

女性は男性に比べて、仙腸関節がよく動くのが本来の姿である。そのため、仙腸関節が硬直してしまうと不調が起こる。

女性と男性の体は本質的に違うものです。その違いを意識し、そこにアプローチすることが、女性の体を改善させるためには必要です。

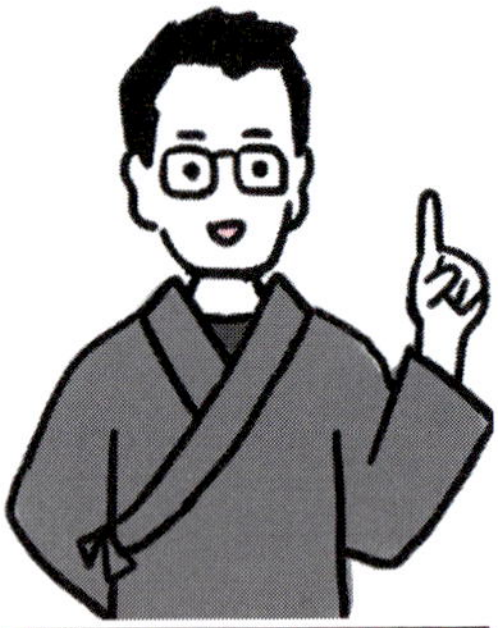

◆ 女性の骨盤がよく動くわけ

「はじめに」でも述べましたが、女性の骨盤と男性の骨盤は、その動きの幅が異なります。

骨盤は、お尻の真ん中に仙骨という三角の骨があって、それが左右の腸骨にくさび形にはまっている形状をしています。

その、仙骨と左右の腸骨の総称を骨盤といいます。仙骨と腸骨との境は仙腸関節といいます。

仙腸関節は、一応「関節」という名前ですが、靱帯に巻かれているため、また、体の土台とも言える位置にあるため、他の関節のように目で見えるようには動きません。

しかしながら、明らかに動くのです。

特に、女性の仙腸関節は男性に比べてダイナミックに動きます。

骨盤と仙腸関節

仙腸関節

腸骨

仙骨

第1章 女性の体のゆがみの特徴

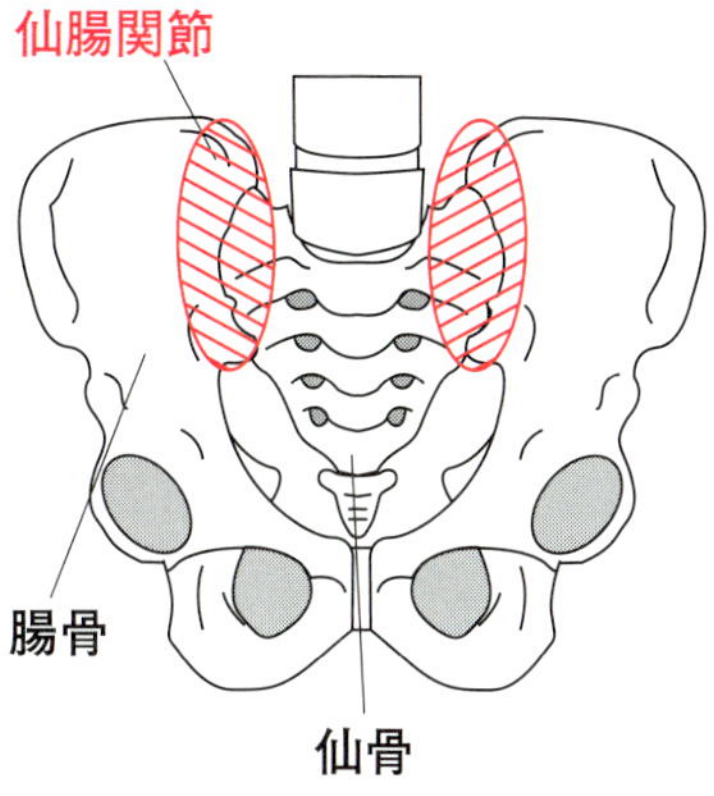

それは生理が毎月あるためです。また、子供を宿し出産するためです。つまり、女性にとって体の動きの中心は仙腸関節が元になっているのです。

反対に、男性の場合、仙腸関節はほとんど動きませんので、男性の体の動きの中心は、「胸椎10、11番」のライン上の腎臓・肝臓の部分です。

つまり、女性の体の左右差の特徴は仙腸関節の動きの不具合にあって、その女性の**仙腸関節の弾力を調べ、また、仙腸関節の動きのスムーズさを取り戻してゆかないと本質的に女性の体は変化しない**と言えるのです。

◆女性の骨盤と脚の伸び

男性の骨盤

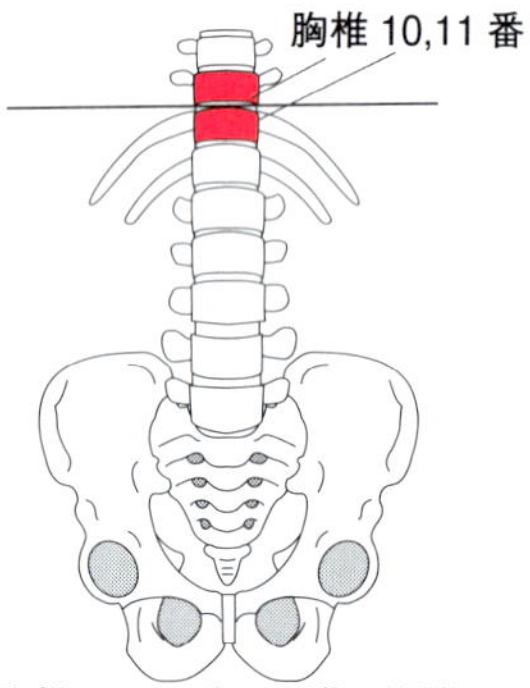

胸椎 10,11 番、腎臓・肝臓が動きの中心

女性の骨盤

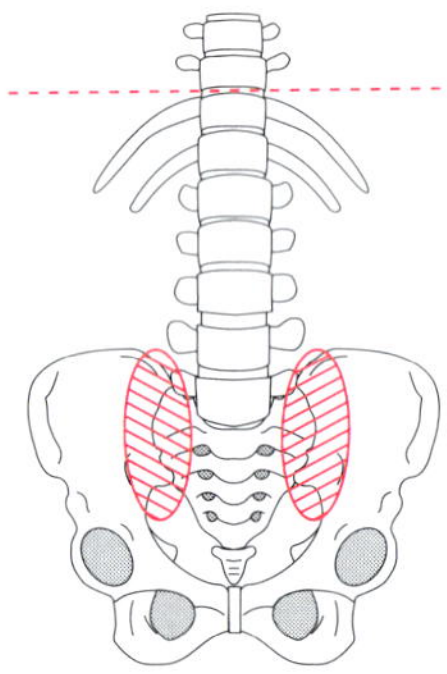

仙腸関節が動きの中心

男性の骨盤はひとつのボックスであるのに対し、女性の骨盤は仙骨と左右の腸骨の3つに分かれて動いています。これは仙腸関節に柔軟性があるからです。

西洋人女性と日本人女性とでは骨盤の大きさが違いますが、その動きの持つ意味合いは同じです。

ところで、近年、街中で歩いている若い女性の脚を見ると、膝とつま先が内側を向いて歩いている人が多いのに気づきませんか。

これは何を意味しているかというと、前述したように、腎臓・肝臓が疲労、または、虚弱化していて、腰が下がって脚後ろが縮み、膝がまっすぐ伸びない女性が増えているということなのです。

女性の場合、特に、腎臓・肝臓の疲労で肋骨が下がるとヒップダウンしてきます。

そうなるとどうでしょう、鼠径部（脚の付け根の

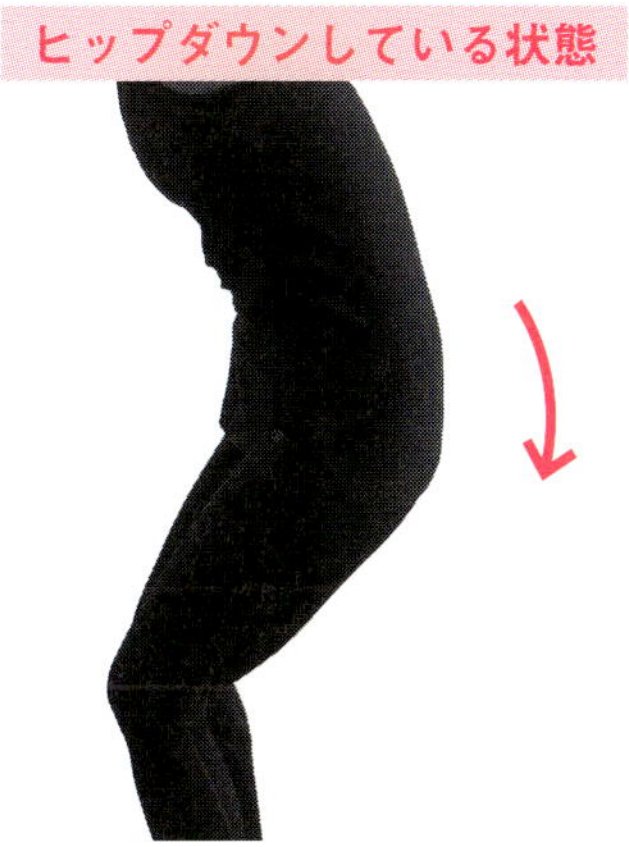

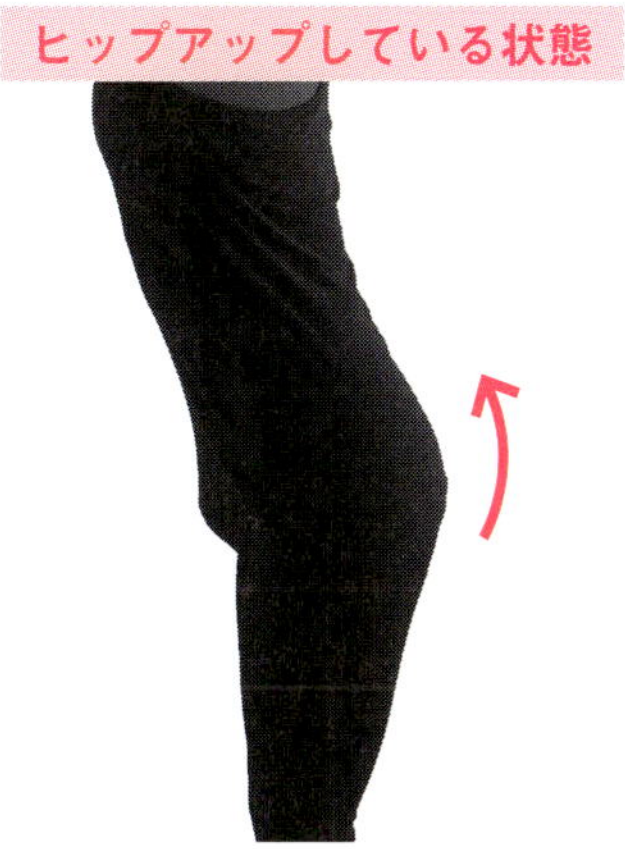

前の部分）の力が抜け恥骨が突出し、仙腸関節がこわばってしまうのです。男性との違いはここにあります。

つまり、両者の違いは次のようになります。

○男性　腎臓・肝臓の疲労→肋骨の下がり→骨盤全体の硬直
○女性　腎臓・肝臓の疲労→肋骨の下がり→仙腸関節の硬直→骨盤全体の硬直

本来、女性は男性に比べて体は柔らかくできています。

それは、仙腸関節が元々柔らかくできているためです。

仙腸関節に弾力があれば、開脚に代表される内股を伸ばす、股を広げるという伸びと動きも行ないやすくなります。そして、骨盤全体が硬くなると、前屈や後屈という脚の後ろや前の伸びにも制限が出てきます。

特別に訓練しなくても大概の女性は左右開脚がスムーズにできるのは、股関節が柔らかいのではなく仙腸関節が柔らかいためです。股関節が柔らかいから開脚ができると考える人が多いですが、それは間違いで、仙腸関節の問題なのです。男性が開脚が苦手なのは、男性の仙腸関節が元々硬いからなのです。

ここで重要なことは、**不調を抱えた女性は肋骨が下がり、仙腸関節の動きに制限ができていて、そして、そのほとんどの場合が、左右開脚がしづらくなり内股の伸びがなくなっている**ということです。

なぜなら、肋骨が下がると、体の捻りの中心点である胸椎10、11番で体を左右に捻りながら歩くことができなくなり、足だけ前に出して歩くようになります。

本来の1番良い歩き方というのは、背中が幾分反っていて、胸椎10、11番を中心として、体の中心軸が決まっていて、まるで、でんでん太鼓のよ

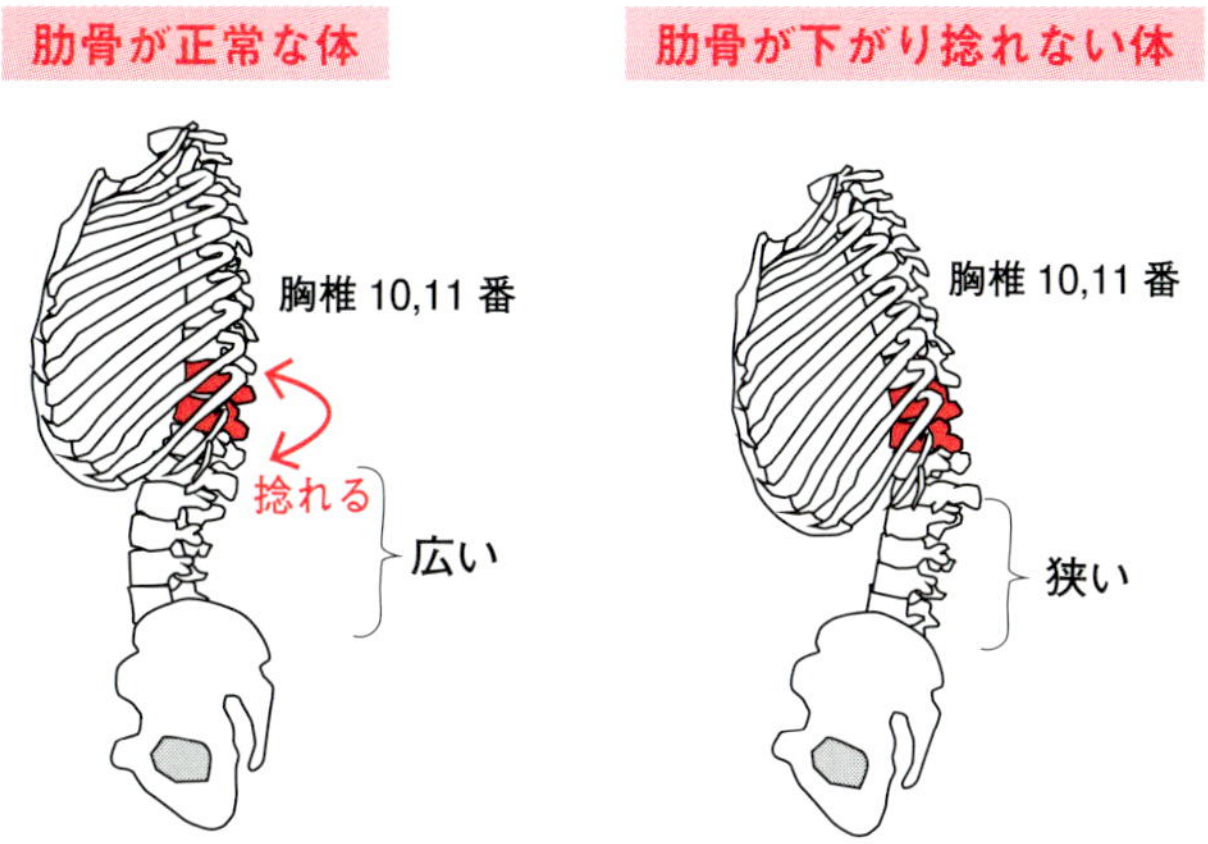

うに回転し左右の腰の前の出っ張り（上前腸骨棘《じょうぜんちょうこつきょく》）を交互に前に出しながら脚が前に出る、しかも、**踵《かかと》着地で**。そのような歩き方です。

腰が動かずに足だけが前に出て行くような歩き方をしていると、必ずつま先着地になり、膝が無意識のうちに曲がっていきます。

特に女性は膝が内側に向いてゆくのです。これは内股の伸びにも制限ができてしまうためです。

また、踵の高いハイヒールを履いて歩いていても踵着地はできません。つま先から着地していきます。

ハイヒールを履いている女性の膝を見てみてください。膝のお皿の向きがおかしいことが多いはずです。それは太ももの前面と膝に直接的に負担が入るからです。

日本人女性は西洋女性の体（骨盤や胸郭が大きく脚が長い）ではないので、ハイヒールを履いていると仙腸関節が硬直し、脚の方向性がおかしくなります。

ハイヒールの靴は日本人女性の体には合わず、かえって女性の体を壊す物だと私は思います。

整体的に正しい歩き方

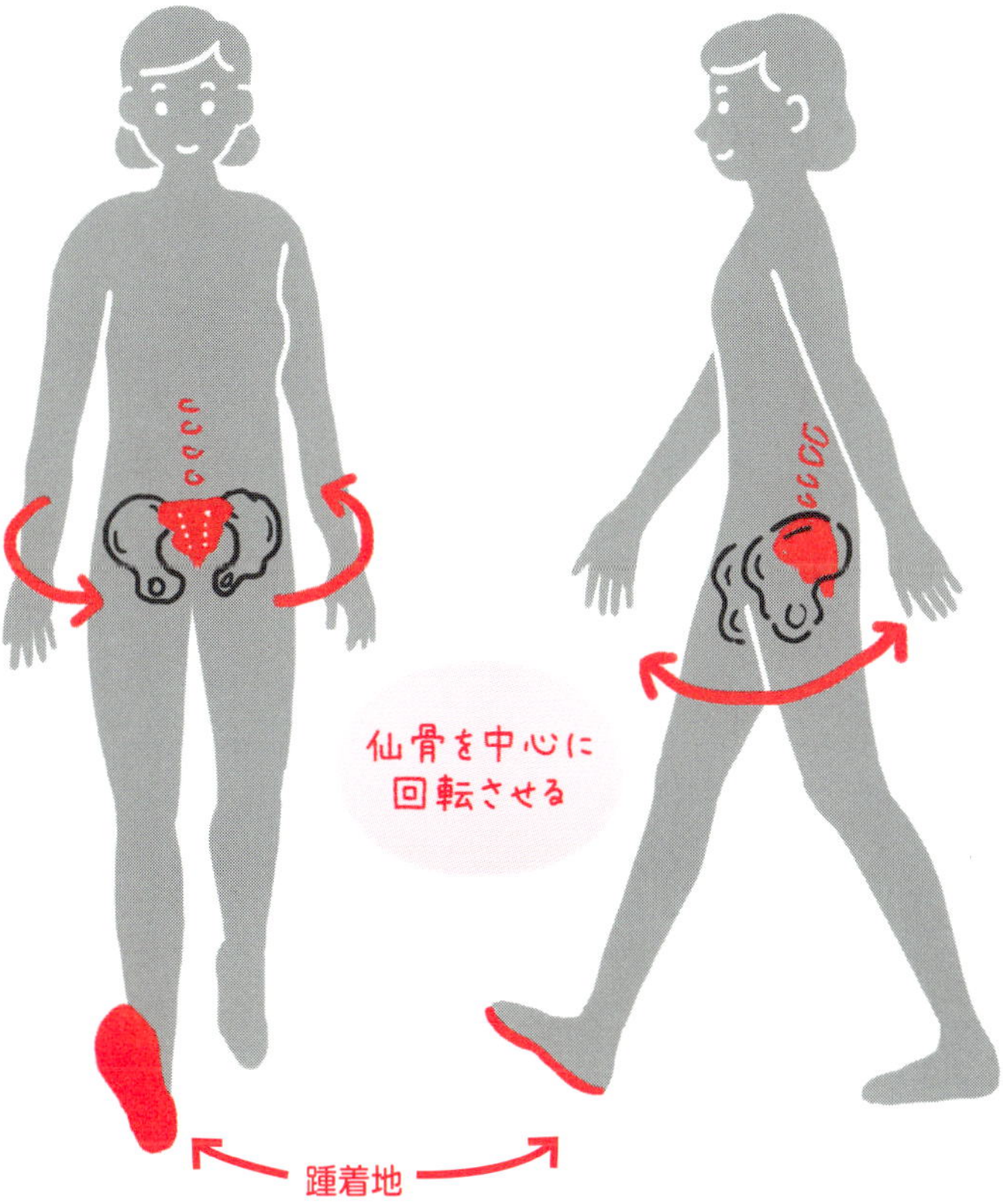

◆右脚と左脚の特徴

実は、右脚と左脚は、同じように動くものではありません。

前著『ゆがみを直す整体学』でも述べましたが、人は、右脚で蹴り（推進力）、左脚で方向を決める（舵を取る）という特徴があります。

右脚は緊張傾向があり、左脚は弛緩傾向があるのです。

それは、やはり、体の右側は肝臓が支配しているからで、つまり、右脚の方が左脚に比べて強いのです。主導力は右脚にあります。

体というのは、左右が緊密にバランスをとり合っていますので、右側のバランスがおかしくなれば、それは必ず左側にも波及します。

私は、整体の現場で、クライアントさんにうつ伏せになってもらい背中を触診しますが、背骨の形状やズレを見ているのではなく、主に左右の脚のバランスの状況を背中で確かめているのです。

女性の場合、体のバランスが崩れるときは一般的に次のような道筋を辿ることになります。

女性の体の変化の道筋

腎臓・肝臓の疲労（頭のエネルギーの使い過ぎ等）による
胸椎10、11番の硬直（腎穴点の硬直）

↓

背中の右側の起立筋（専門的には二側）の硬直（肝臓がある処）と、
同時進行的に起きる右仙腸関節の硬直

↓

右膝が内側に入ってゆく

↓

体が左側を向くように捻れてくる
右の脇腹が縮む・右肩が前に入る（右鎖骨の変位）

↓

右足首が内反する傾向に入る
（右足首を捻挫する傾向・右足外果の硬直）

↓

背中の左の起立筋が次第に硬直し、
左の腰が下がってくる

↓

左膝が内側に入ってくる（左足首が捻挫する傾向）

↓

背中の右側の起立筋に力が無くなり右背中が薄くなり、
腰の左側が盛り上がってくる

↓

左の仙腸関節が硬直する（左足腓骨の変位）

つまり、**肝臓や腎臓の疲労が、右の仙腸関節を硬直させることで右脚を内側に曲げ、そのバランスをとるために左脚が内側に向き、左の仙腸関節にも影響が表れる**のです。

しかし、人の体の変化は、一見、次のように見えます。

第1段階　立位で左のつま先が、内側に入っているように見える

↓

第2段階　立位で右のつま先が、左のつま先の変位の後に内側に入るように見える

なぜかというと、右脚は強いため、右膝が内側に入ってきても、歩行時だと、右足のつま先はすぐには内側を向いてはきません。初期段階では、右膝が内側に向いても、右つま先を外に向けてバランスをとっていることが女性の場合多いのです（右脚のX脚）。また、このとき、弱い左足のつま先を内に向けることでもバランスをとっています。

そのため、一見、歩行時に左のつま先が右に比べて内向きになっているかのような女性を多く見ますが、**立っているときに左のつま先が内に入っている女性は、右の膝とつま先も、実は既に内側に入ってきている**のです。

体の中で起きている
「実際の」第1段階

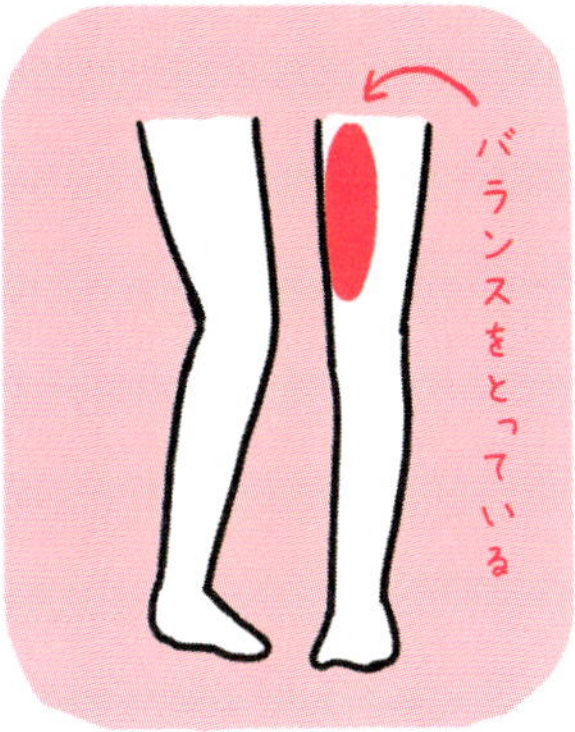

歩行時の第1段階

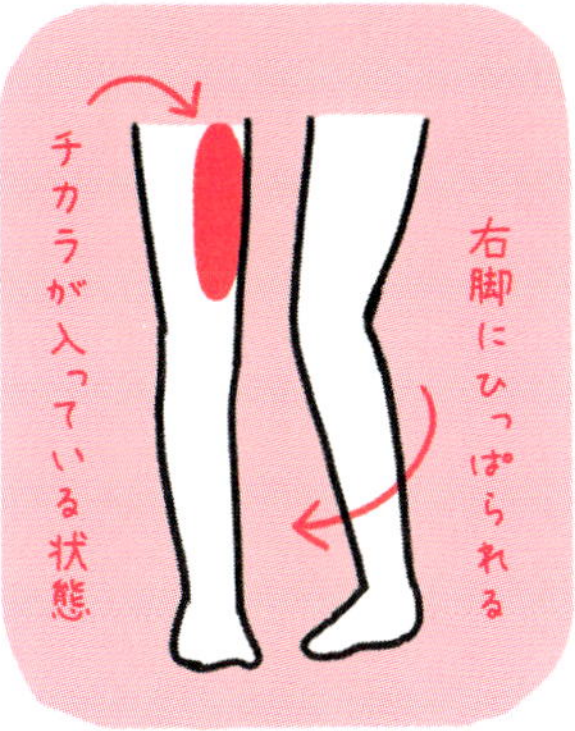

歩行時の第2段階

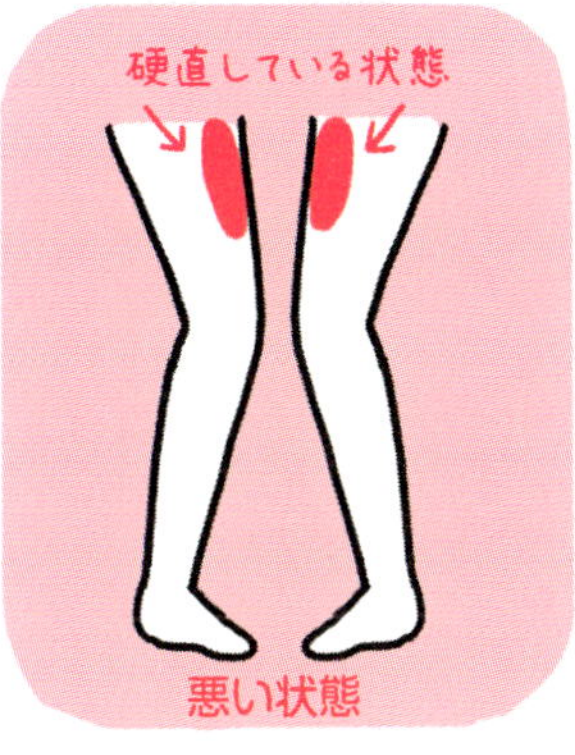

実際は第1段階で右の膝とつま先は既に内側に入ってきています。
右脚が主動ですので、右の膝が内側に入ってくるのを、弱い左足のつま先を内側に向けることでバランスをとっているのです。

しかしながら、立っているときや歩いているときと、体を横にして寝ているときでは、脚の動きに違いが出てきます。

寝ているときは右足は踏ん張ることができないからです。

そのため、歩いているときは右つま先が内側に入っていないように見えても、序章の「膝とつま先の方向チェック　その1」（仰向けになった状態で脚を天井方向へ引っ張って立てる）の検査をすると、右の腸骨が前方へ変位している女性は、右つま先が内側に入ってくるためにそれが明らかになります。

女性の股関節の癒着というのは、この骨盤の硬直が長年続いた結果です。

膝とつま先が内側を向けば、股関節の前、および鼠径部周辺を常に萎縮させていることになります。股関節が痛いと訴える女性もこの傾向です。股関節が摩耗しているのではないのです。

左右両方のつま先を内側に向けて歩いている女性は、腰が下がっていて、左右の仙腸関節が硬くなっている、つまり、骨盤全体が硬くなっていると言えるのです。

そういった女性は、何らかの症状、または、何らかの不調を既に抱えているか……、将来、抱える可能性が大きい女性と見て取れるのです。

また、このような女性は、最終章でも説明いたしますが、脚の腓骨《ひこつ》の矯正をしなければならないのです。

3・仙腸関節の硬直を生むもうひとつの要因

女性は、「悲しみ」と「怒り」によっても体がゆがむ。

よく、ストレスが病気の原因となるという話を聞くことがありますが、同様にストレスは体をゆがめます。

女性の場合は、「悲しみ」と「怒り」がゆがみの原因となることもあります。人の体というのは精神的なものなのです。

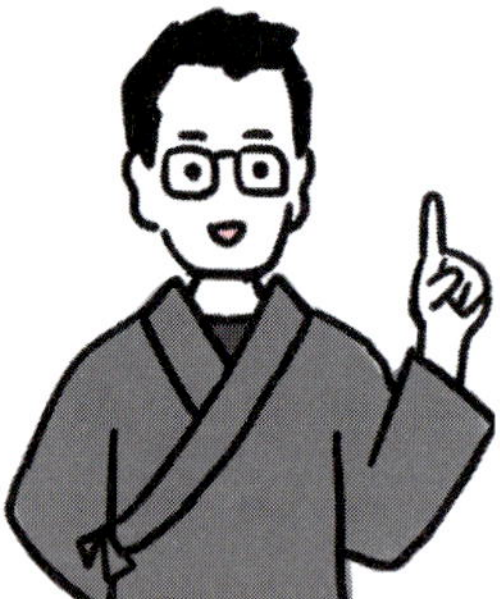

◆女性には深い精神性が蓄積する場所（腎穴点）があり、仙腸関節の硬直を生むひとつの要因となっている

人は、腎臓・肝臓の疲労（頭のエネルギーの使い過ぎ）で、胸椎8、9、10、11番の硬直を生み肋骨が下がってゆく傾向があるということをお伝えしてきましたが、このことをもう少し詳しく述べてみたいと思います。

単に筋肉疲労の蓄積や加齢で肉体が衰え、そして、肋骨が下がり硬直すると思いがちですが、人はやはり精神性の生き物なのです。**その人の感情的な世界が、むしろ、体を崩れさせる大きな要因となっている**のです。

特に女性の体はそうなのです。

胸椎12番の左右の三側（背骨から指3本分外にいったところ）に、私が「腎穴点《じんけつてん》」と呼んでいる場所があります。

この場所の硬直度合いが、胸椎10、11番の腎臓の疲労度合いを顕著に表しています。

また、この場所が硬直していると、そちらの肋骨が下がっていると分かる場所でもあり

ます。

この腎穴点が硬直すると、仙腸関節が硬直し、股関節が癒着してきたり股関節に痛みが出たり、腓骨が変位し、坐骨神経痛が出て脚が痛くて歩けなくなったりします。

また、ここは、喘息、肺炎の急処でもあります。

そして、この腎穴点には、その女性の感情的な世界が表れます。

右の腎穴点は攻撃的な怒りの蓄積する場所、左の腎穴点は感傷的な悲しみの蓄積する場所です。

怒りと悲しみは表裏一体のものなのかもしれませんが、その人の持っている心の傾向といったものがここに表れます。

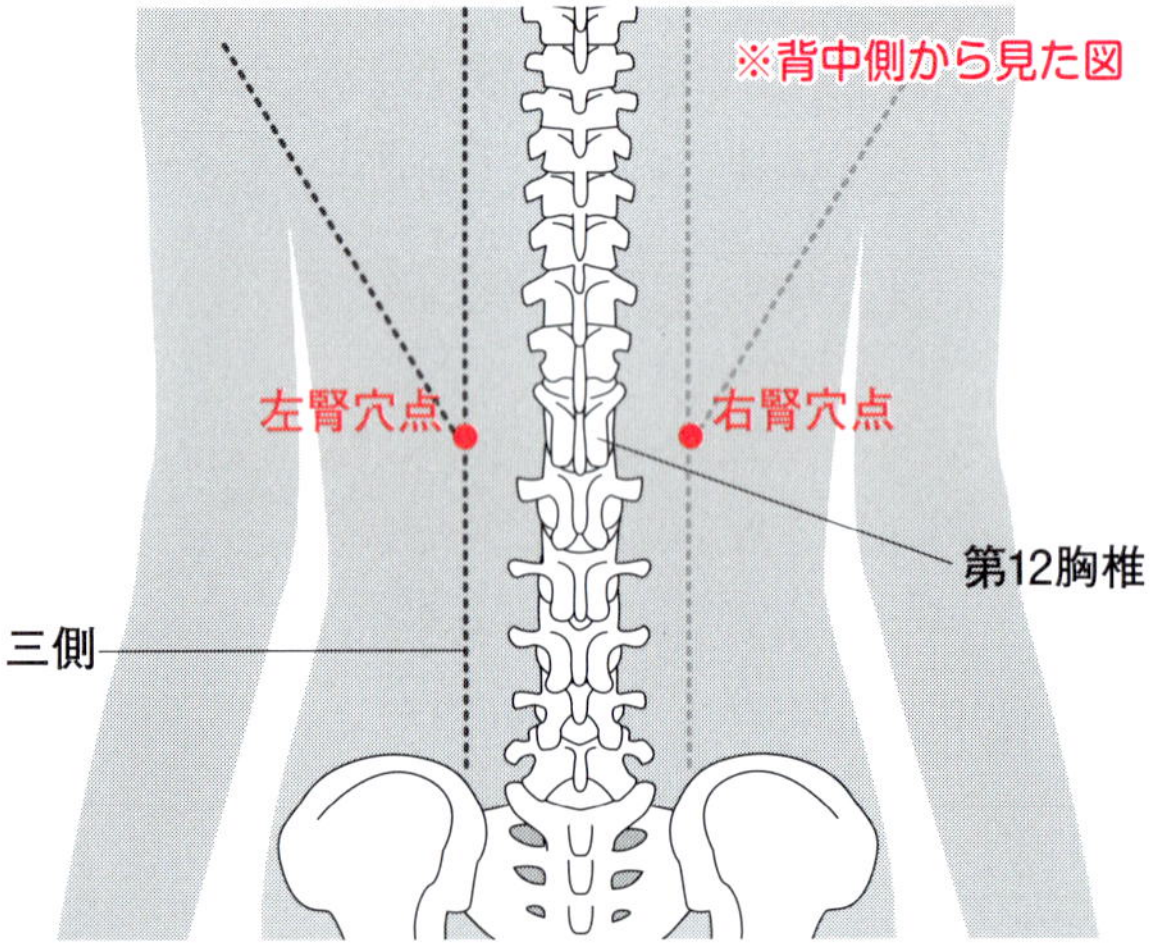

女性の場合、やはり、深い母性的な感情（母性愛）は左にあります。

女性の場合、右の背中が薄く、左の背中が盛り上がっている人が圧倒的に多いのですが、右の肝臓の疲労と、左の感傷的な悲しみの世界の蓄積が、背中から腰にかけてをそのように形作ってゆくのだと、私は考えています。

そしてこの傾向が酷くなると、左右の腸骨の硬直を形作り、左右の股関節癒着が起きます。股関節癒着というのは、股関節が単に使い過ぎで摩耗するのではなく、その人しか分からない深い感情の世界がそこにあって、長い時間を経過して股関節が癒着してくるのです。

こういった場合も、脚の伸びから矯正していかなければならないのですが、その人の心の状態をその人自身が自覚しないと体を完全に直すことはできません。構造的な変化だけでは、本質的に体を変化させることはできないのです。

例えば、大変興味深いことなのですが、子供を堕胎したことがある女性は、左の腎穴点が硬直を起こしてゆく傾向があります。

そして、この左腎穴点の硬直は、右腎穴点の硬直を呼び込んでゆきます。そして、いつしか股関節や腰の状態が悪くなってゆくことがあるのです。

しかも、左腎穴点の古い硬直は、左膝のお皿の形を変えてゆきます。
簡単に言えば、左脚がO脚傾向になるのですが、左の膝のお皿が内側にもうひとつある
ような形、奇妙に聞こえるかもしれませんが、膝のお皿が2つあるような膝になることが
多いのです。

このような脚の形の女性が整体の指導を受けに来ると、私は最初にお聞きします（プラ
イベートなことなので聞かない場合も多くあります）。

「失礼なことをお聞きして大変申しわけありませんが、以前、お子さんを堕ろしたことや、
流産したことはありませんか？」

「1回、訳あって子供を堕ろしたことがあります……」

これはやはり、子供を何らかの理由で堕ろさざるを得なかった母性の悲しみが体には残
っているのかもしれません。

女性の体は子供を体内に宿すという神秘的な力を持った存在なのです。**そういった深い
世界を自覚することを、現代女性は忘れがちなのです。人は単に、骨と筋肉と内臓で動い
ているのではありません。**

もうひとつ例を挙げますと、先天性股関節亜脱臼の女の子は、左股関節の亜脱臼が圧倒的に多いのですが、これも整体学的に見るとひとつの原因に辿りつきます。

私が考えるところ、先天性股関節亜脱臼の女の子は、お母さんのお腹にいるときに、お母さんの心理的状況を受け止めてしまっていた子です。お母さんの心理状態が、その子供の左の腎穴点に乗り移ってしまうのです。

先天性股関節亜脱臼の子供がお腹にいるときに、そのお母さんは肉体的精神的にストレスの非常に多い生活状況であった可能性が高いのです。生活自体が非常に厳しいとか、旦那が酒に溺れていて生活能力に欠けていたとか、暴力を振るうとか、そういった生活環境にあった可能性が非常に高いのです。

左股関節は、整体学的には心臓です。右股関節は肝臓です。つまり、お母さんのストレスが、悲しい思いが、お腹の子供の心臓の発育に影響を与え、左股関節がうまく形成できなくなっていたと、私は思うのです。

男の子もまれに左股関節が亜脱臼して生まれる場合がありますが、こういった男の子は、言葉がきつくて申しわけありませんが、そんな家庭には生まれてきたくないと感じた子供だと私は思います。

股関節は両方とも呼吸器（肺）との兼ね合いがあります。母親が大きなストレスを抱えていては、お腹の子供の呼吸器は育ちません。呼吸器が育たなければ股関節は正常には形成されません。呼吸器が未熟ということは構造的には仙骨が不安定なのです。仙骨（仙腸関節）という土台が不安定だから股関節が不安定なのです。

母親の言うに言えない心の悲しみを、お腹の子供は敏感に感じ取っています。それが、股関節亜脱臼の子供と母親の関係性の根底にあります。

股関節が亜脱臼して生まれた子供は、S字弯曲の子供とよく似た体の感じがあります。元々体が非常に柔軟です。

しかしながら、成長していくにつれて、股関節の癒着度合いが酷くなって、左だったのが右股関節まで癒着が徐々に入り、40〜50代で両股関節が徐々に動かなくなってゆくことが多いのです。

もちろん、左腎穴点は硬直しています。この場所を徹底的に温めることはひとつの対処法ですが、それに加えて、**早い内に、もう一度、家族間の関係性を振り返ることが大切**です。特に母親との関係性を見直すことです。

間接的には父親が原因かもしれませんが、直接的な原因は母親のストレスです。自分の体に当時の母親が重し（荷物）のように乗っかってしまっているようなものです。

ですから、先天性股関節亜脱臼の方は、自分がお腹にいたときの状況を母親に聞くことから始めてみてください。

そして、結局、お母さんの癒えない悲しみが自分の左股関節にあるのですから、最終的には、自分が女としての喜びを味わわなければそれを解消することはできないことを知ってください。

多様性のある現代社会において、女性の喜びに対しての価値観は一概ではありませんが、女性の喜びを味わうこと、これが股関節亜脱臼の女性の目指す目的地だと私は考えます。


このように、腎穴点は女性の感情が蓄積する場所なのです。

そして、仙腸関節は、もちろんこの腎穴点とバランスをとり合っています。

ですから、**女性の体は、構造的な動きの中心は仙腸関節にありますが、感情的な心の世界の中心は、腎穴点にある**と言えます。

この2つの中心をともに自覚することが、体を整える上では重要なのです。

4・左右差のある体を整える考え方

体は柔らかくともゆがむ。柔らかい体を目指すよりも、体の軸を真ん中にすることが大切。

体をゆがませないためには体操でストレスや疲労に負けない体を作ることが重要です。この体操を行なう上で大切なのは、体を柔らかくすることではなく、ゆがみが表れる場所をきちんと意識してそこを集中的にケアすることです。

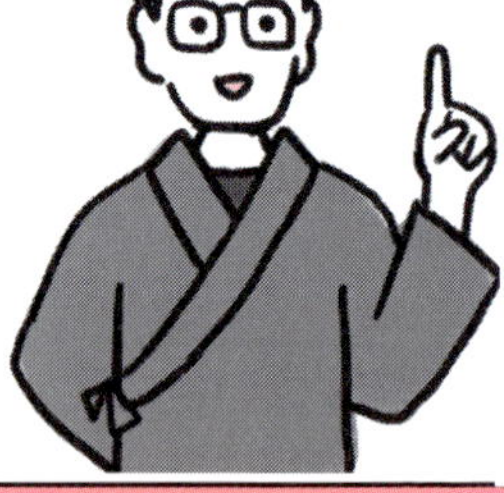

◆ゆがみは「臍《へそ》と胸骨の向き」にも表れる

これまでお話ししてきたように、不調が出ている体は左右差があり、ゆがんでいます。ですから、左右差のない体を保持してゆくことが不調知らずの体を作ることになります。

ところで、体が柔らかい人というのは体にゆがみがないように見えますが、バレエやヨガをやっている非常に体の柔軟な人でも癌や心臓病になることがあります。関節が柔らかければ病気にならないとは言えないのです。

つまり、体は日々動かしているものですから、**その人の体の動き、どのように体を動かしているのかといった世界の中にこそ健康を保つ本質が隠されている**と言っても良いでしょう。

また、人は精神性の動物ですのでストレスや頭の疲労によって腎臓・肝臓系統が疲労を起こし病気になってしまうケースは多くあります。しかし、ストレスを抱えながらも体が捻れない人もいます。そういった体を作ることが本来の整体です。

そこで、私は、来所された方には捻れない体を作るための整体体操（Ｆｉｖｅ Ｐｅｒｆｅｃｔ Ｍｏｔｉｏｎ：ＦＰＭ）を指導しています。

そして、やはりここでも重要になってくるのが、股関節と肩胛骨です。

前著『ゆがみを直す整体学』では、この股関節と肩胛骨には腎臓を中心としたXの連動性というものがあって、人の体の持つ5つの動き（反り、側屈、捻り、開脚、前屈）を整える上で非常に重要な部分であることを説明しました。

つまり、整体体操というのは、5つの動きを整えるために体の伸びを作ってゆくものですが、その**真の目的は、体の軸が常に真ん中にあるという体を体操によって作ること**なのです。

Xの連動性と体の軸

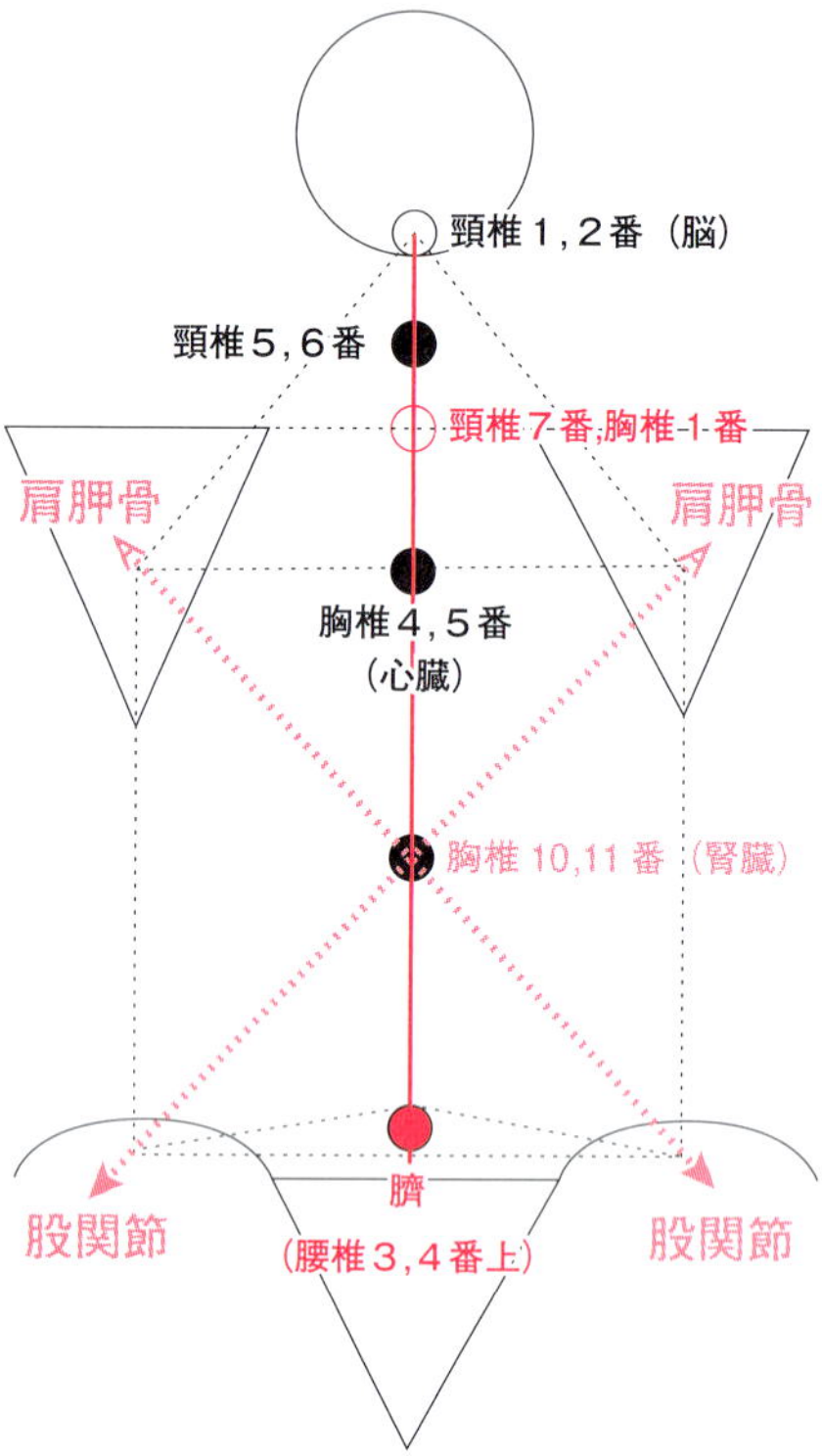

頸椎1,2番（脳）
頸椎5,6番
頸椎7番,胸椎1番
肩胛骨
肩胛骨
胸椎4,5番
（心臓）
胸椎10,11番（腎臓）
臍
（腰椎3,4番上）
股関節
股関節

また、捻れている体というのは、臍《へそ》と胸骨の向きが真ん中ではない体のことです。

臍は骨盤の向き（状態）を表し、胸骨は胸郭（肋骨）の向き（状態）を表しています。

しかし、自分の臍や胸骨（胸の真ん中）を鏡に映して見ても、なかなかどちらを向いているかは判断しづらいものです。

臍は腰椎3、4番のライン上にあり、いくら太ってお腹に肉が付いても、このライン上の変化はなく、臍の周りの皮が左右に引っ張られているように見えるくらいです。

ですから、整体学では、臍の向きを「上前腸骨棘」の位置で、胸骨の向きを「鎖骨の近《きん》位《い》端《たん》の骨頭」の位置で判断します。

少し難しくなりますが、詳しく言うと、鎖骨近位端の骨頭は、頸椎7番・胸椎1番の状態を表し、上前腸骨棘は、腰椎3番（腰椎4番）の状態を表しています。

もちろん上前腸骨棘の位置は、仙骨の状態とも関係しています。

例えば、整体学的には癌というのは仙骨と胸郭の捻れで形作られますので、乳癌や子宮癌の女性は、この鎖骨の近位端の骨頭と、上前腸骨棘の左右差が激しいと見ます。

主に、右の鎖骨の近位端の骨頭が飛び出し、右の上前腸骨棘が出っ張ってきます。また、臍の右横から右季肋部下部《みぎきろくぶかぶ》にかけて硬直が表れます（程度の差は有れ、体が捻れるところ

鎖骨の近位端の骨頭と上前腸骨棘

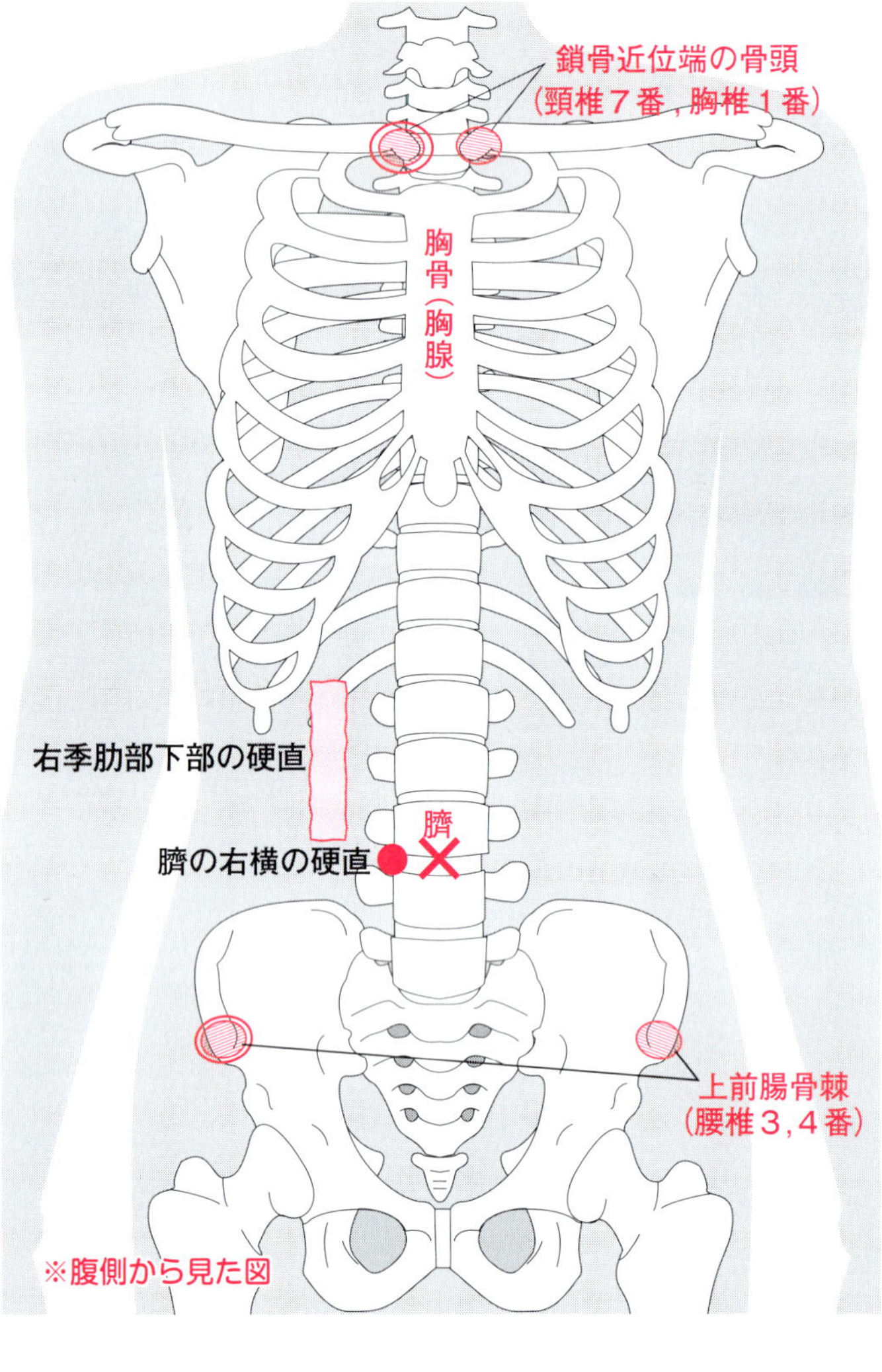

いった傾向があるのですが、本物の癌の体は、このような傾向が極端に表れると私は考えます）。

◆不合理な体の使い方が現代人の体に左右差を生んでいる

さて、先ほども申し上げましたが、体の関節が柔らかい人でも捻れてしまうのはなぜでしょうか。それは、体の使い方が不合理でおかしいからとも言えます。

現代人の体の不合理な使い方の結果として次の3点が起きています。

①体の前ばかり使って後ろを意識して使えなくなっている
②肩胛骨が使えなくなっている
③鼠径部の内股を絞る力が弱い

①は歩き方を例に取ると分かりやすいでしょう。

現代人は体の前の意識が強過ぎて、歩く際に主に太ももの前を使用しており、太ももの後ろを使って歩けなくなっています。いつも、前につんのめって、つま先着地で歩いているのです。つま先着地ではつま先が内側に入ってしまうため、骨盤が萎縮するのです。

歩き方が変化した一因に、現代日本人の履き物が主に靴となったことがあると思います。昔の日本人は下駄や鼻緒の付いた雪駄やわらじを履いていました。つま先歩きはできません。

極端ですが、能や狂言の歩き方を思い出してください。太ももの後ろを使って内股をしぼり、踵《かかと》で地面を擦るように歩きます。

この歩き方の違いは、肉体的な世界だけではなく、精神的な世界にも影響を及ぼします。

〇体の前を使って歩く

常に自分から何かを取りに行く／いつも何かを追い求めている／自己がいつも不安定

〇体の後ろを使って歩く

常に自分からではなく、他者が勝手に自分に近づいてくる／必要なものは勝手に目の前に表れる／自己はいつも安定

同じ歩くという行為でも、体の前後、どちらを使うかで、精神状況は大きく異なります。

現代風の歩き方＝体の前に意識

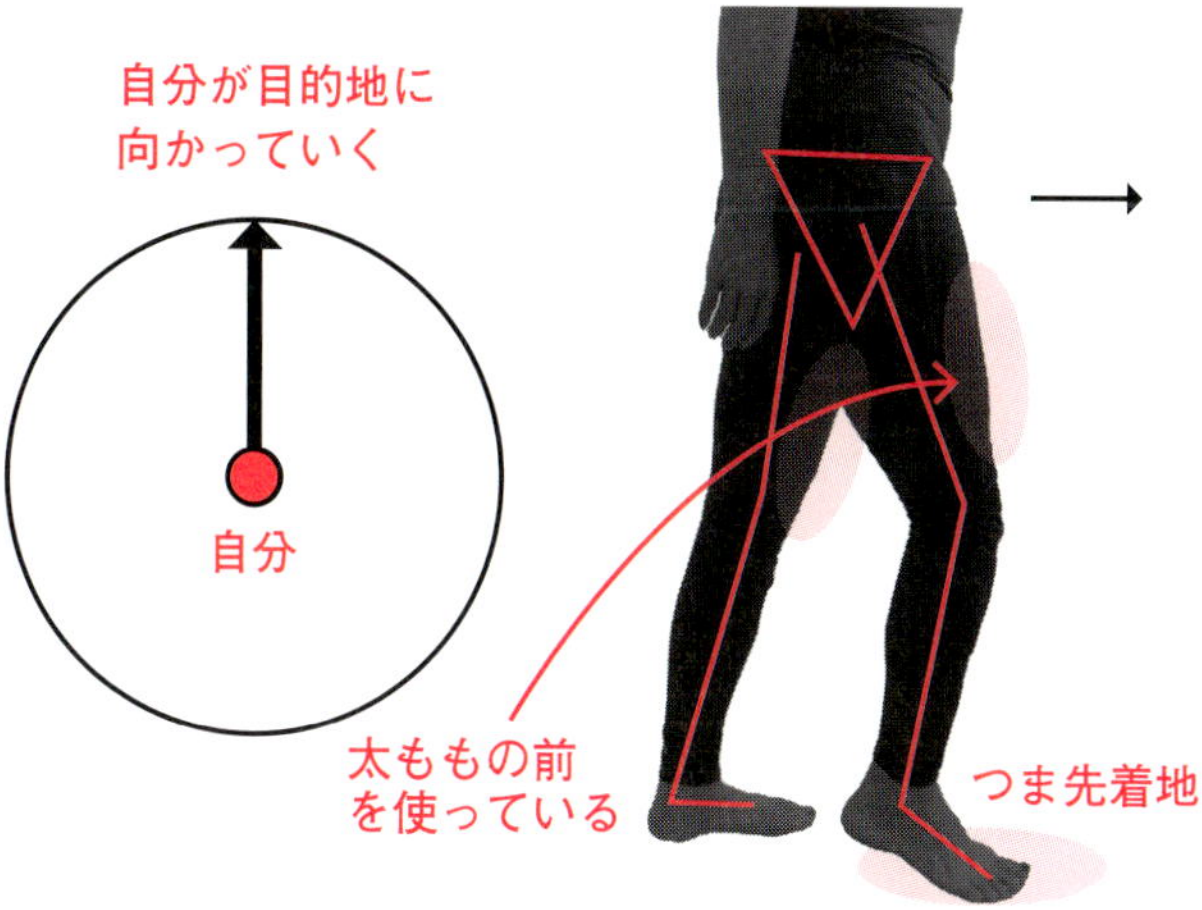

昔の歩き方＝体の後ろに意識

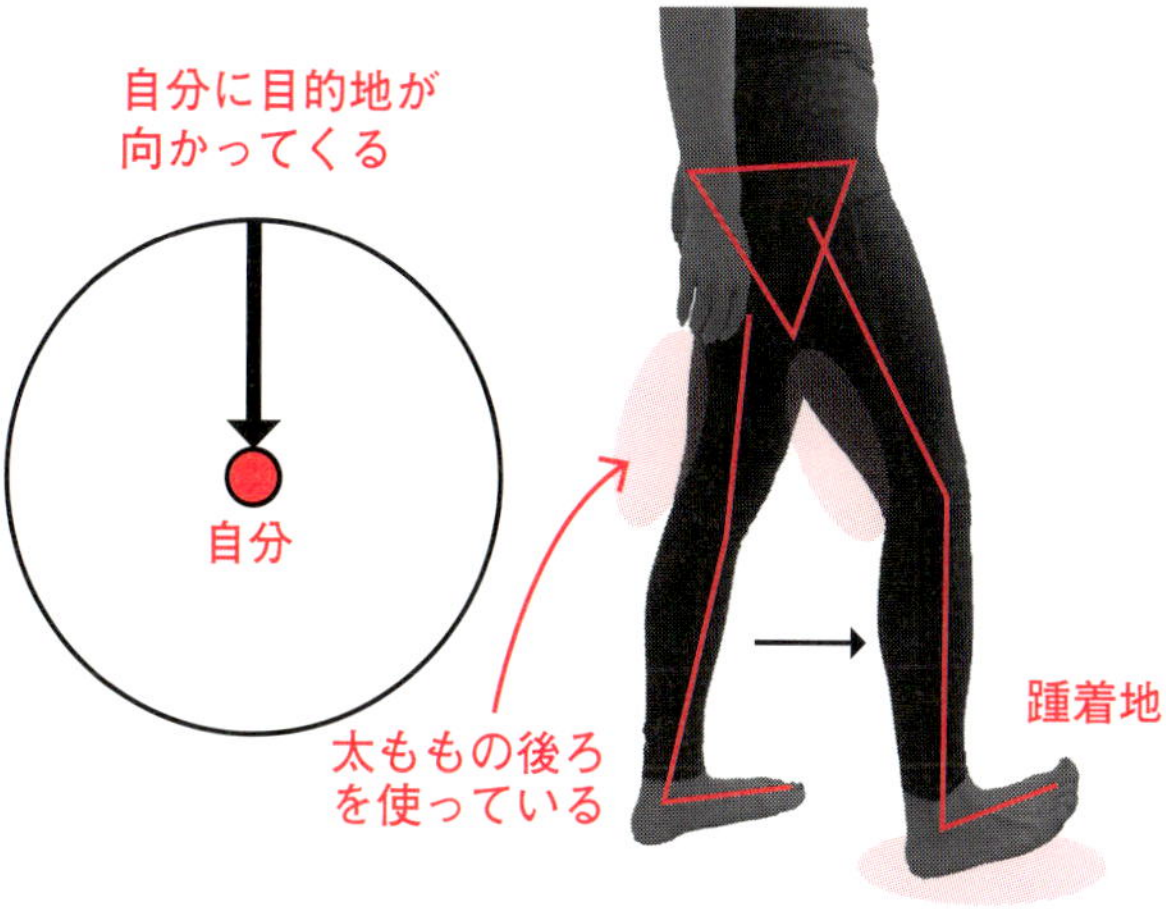

現代人はいつも何かに追い立てられ何かをつかみ取ろうとしています。

働く女性は特にそうです。ハイヒールも当然つま先着地になりますが、ハイヒールで歩いている女性は、何か落ち着きがなくツンツンしていて、頭の中が常に緊張しているように感じられますが、実際に、太ももの前を使ってつま先着地で歩いていると、頭の中が落ち着かなくなります。

ですから、つま先の向きが内向きの女性は、精神的にも常に緊張が抜けないのです。

自分は常に真ん中にあるべきです。自分の心も体の真ん中にストンと据え置いておかなければならないのです。


ちなみに、歩き方は、前述したように、腰が動かず足だけで歩くようではダメです。

女性は仙骨を独楽《こま》のようにイメージして、でんでん太鼓のように仙骨を左右に回転させるようにして歩くと良いでしょう。

男性の場合、骨盤はひとつですから、腎臓・肝臓のある胸椎8、9、10、11番を軸として腰を左右に回転させるように歩くと良いと思います。

もちろん、踵着地で歩いてゆきます。

でんでん太鼓の中心が、女性は仙骨、男性は胸椎8、9、10、11番です。

そのようなイメージで歩くと、仙腸関節や腎臓・肝臓を自分でマッサージしているような感じになります。

筋膜は実際に内臓も包んでいますので、このような歩き方は、体の流れを良くし、また、仙腸関節を柔軟にしてゆくのです。


次に、②の肩胛骨が使えなくなっているという問題ですが、肩胛骨が使えなくなると腕を使うことが腕力になり、**腕を使うことによって胸郭がいくらでも捻れてゆく**ことになります。

肩胛骨が使えるというのは簡単に言うと、胸郭は動かさないで腕を出したり引っ込めたりすることができるということです。

次のページで肩胛骨のチェック方法をご紹介しますので、チェックしてみてください。

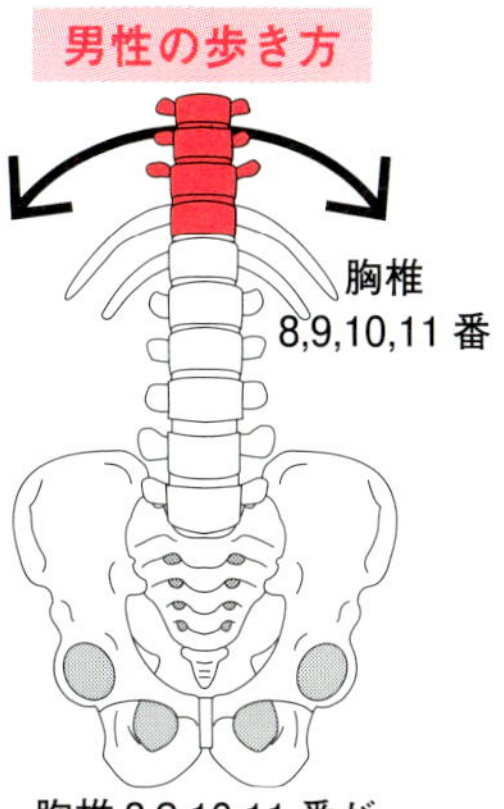
男性の歩き方
胸椎
8,9,10,11 番
胸椎 8,9,10,11 番が
でんでん太鼓の中心

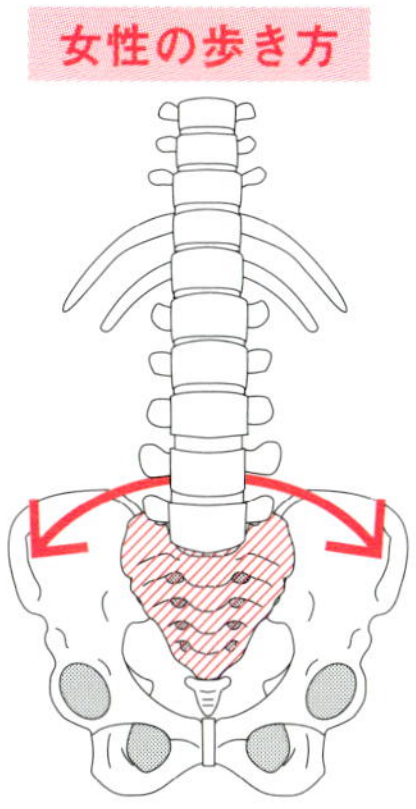
女性の歩き方
仙骨がでんでん太鼓の中心

【肩胛骨チェック①】

座位でも立位でも結構ですので、正面を向き、胸郭は動かさないで片手を前に出して伸ばしていってみてください。これ以上手を前に出せないというところでさらに5センチほど手を伸ばしてみてください。胸郭を捻らずにです。

横から見て、前に出した手に胸郭が引っ張られて体が捻れてしまうのは、肩胛骨が動いていないのです。肩胛骨を前に動かしていけば、5センチくらいは胸郭を動かさないでも手は伸ばすことができます。

【肩胛骨チェック②】

今度は、手のひらを正面に向けたまま、手のひらを引いていってみてください。

胸の横の位置くらいは引けるとは思いますが、そこからさらに後ろに手のひらを引いてゆきます。

いかがでしょうか。肩が上に上がったり後ろに回転し

チェック①・限界よりも手を伸ばしたときどちらになりますか？

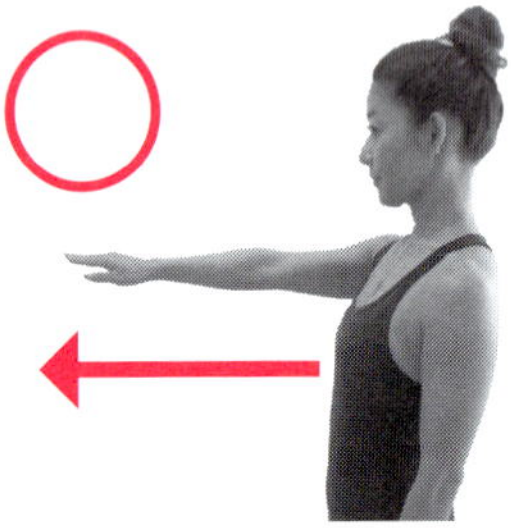

胸郭が捻れていない体

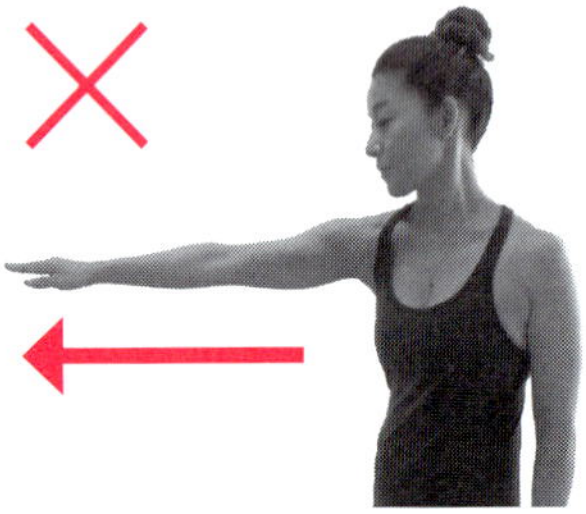

胸郭が捻れている体

てしまわないでしょうか。つまり、それは胸郭を捻ってしまっていることになります。

また肩を上げて、いつも肩を怒らせているような形になってゆきます。これは脳卒中や心臓病の形です。

肩胛骨が後ろに、しかも肩胛骨が浮く感じで動かないと、胸郭は腕を引いたときにも捻れることになります。

【肩胛骨チェック③】

右左の手を交互に伸ばしたり引いたりしてみてください。**圧倒的に、右手は前に出しやすく、左手は前に出しにくく、左手を後ろに引きやすく、右手は後ろに引きにくい、**と思います。右利き左利きに関係なくです。これも捻れの影響です。

こういった動きの中に、いつの間にか体に染み込んでいく動きの癖といったものが出来上がってしまうのです。

チェック②・限界まで手を引いたときどちらの形になりますか？

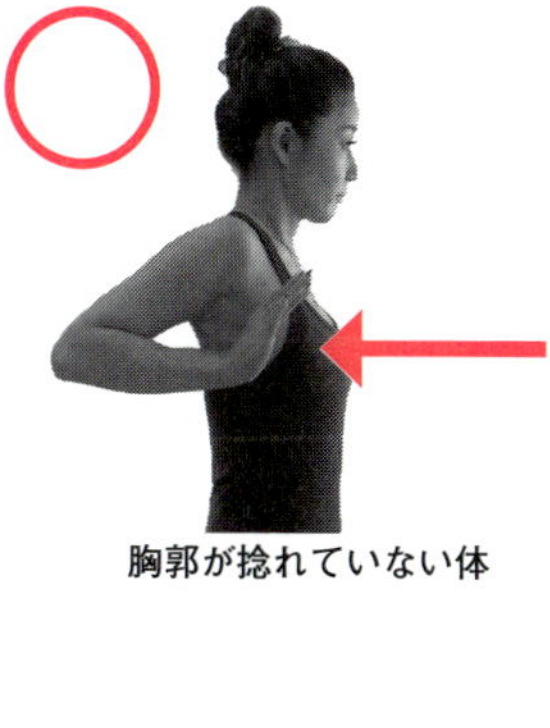

胸郭が捻れていない体

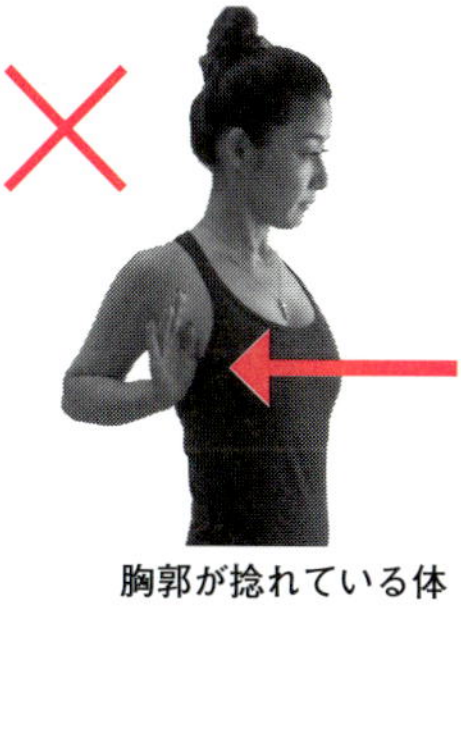

胸郭が捻れている体

ちなみに、肩胛骨の硬直は、頸椎7番・胸椎1番に影響を与えます。顔を下に向けると首の後ろに飛び出てくる1番大きな骨が頸椎7番で、その下にあるのが胸椎1番です。

頸椎7番・胸椎1番は、胸骨の胸腺といった免疫系にとって非常に重要な部位を司っています。胸腺は免疫機能の中枢を担うリンパ球（T細胞）を生成します。また、この場所は、甲状腺や乳腺の状態にも関係します。

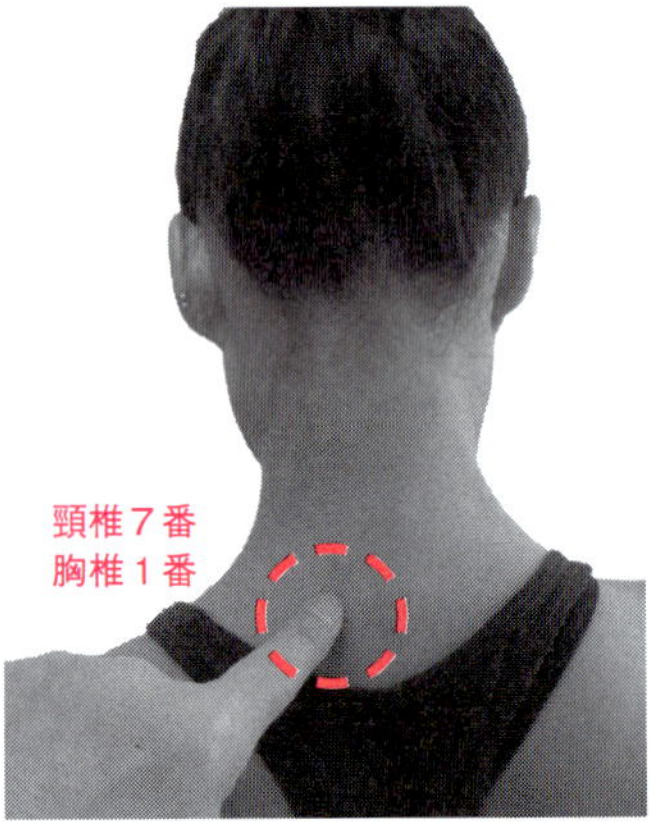

例えば、胸腺癌というものも有りますが、癌全般は、胸骨（胸腺）がうまい具合に働いていれば起こらないと私は考えます。乳癌の疑いのある女性は胸郭の捻れがありますから、鎖骨、そして、特に肩胛骨の動きを変えてゆく必要があるのです。

肩胛骨チェック③と同様に、歩く場合でも、圧倒的に右脚は前に出しやすく、左脚は出しにくいと思います。右脚を前に出すときは歩幅は広いのに、左脚を前に出すと歩幅が狭いことが多いのです。

腎臓・肝臓が疲労し、体が前屈みになれば余計この傾向が強くなります。現代女性の体の傾向そのものなのです。

つまり、右脚太もも前の付け根が硬直しやすいということです。

最後の、③の鼠径部の内股を絞る力が弱い、というのは、①の体の後ろを使えなくなっているということにも要因はありますが、椅子やベッドばかりで、膝を折りたたむ姿勢（床座）がほとんどなくなったという、**現代日本の西洋化した生活パターンに問題があります。**

既に、和式の便所でしゃがむことすらできない女性が多いことでも分かるように、現代女性は足腰の力が虚弱化している傾向にあります。

肩胛骨の場合は脇を締める力で浮かせますが、腰がヒップアップしているかそうでないか、背中を反らすことができるかそうでないか、または、足腰の力の源は、鼠径部の内股を締める力に関わっているのです。

女性は、鼠径部の締める力がなくなって、膝だけを内側に入れてバランスをとる傾向があります（膝下O脚、X脚の傾向）。

これは女性の骨盤が左右に大きいからという理由もありますが、体の左は弛緩傾向（心臓）ですので、左の鼠径部の力が弱くなると、左骨盤が下がり右骨盤の緊張状態を形作る、つまり、右骨盤が前に出てくる形になるのです。

骨盤の左右差というのは骨盤だけで起こるものではないのです。

これは体の土台を決めることですので、股関節の柔軟性もさることながら、日常的に自分の鼠径部の力を意識して動くという身体感覚が大切になってきます。

◆股関節に問題が生じている人の体操

本章の最後に、腎穴点の硬直を緩和させ、仙腸関節の左右差を直す体操をご紹介します。

仮に、左股関節が癒着していても、何とか体は右脚でこらえています。そのため、右脚の伸びを普段からつけていかなければなりません。それもなるべく年齢が若いうちにです。

そのために1番大切なのは「右脚太もも前の付け根」を伸ばすことです。

赤ん坊は「ずりばい運動」をして、仙骨の柔軟性を作ってゆく道筋があります。しかし、脚に既に不調を抱えている方、特に股関節亜脱臼の人は、ずりばいは難しいと思いますので、まず、正座をするように心がけましょう。

また、腎穴点を緩ませるために、側屈の体操と、捻りの体操を行なうのです。股関節の問題は腎穴点の問題であって、股関節そのものの問題ではないのです。

正座体操

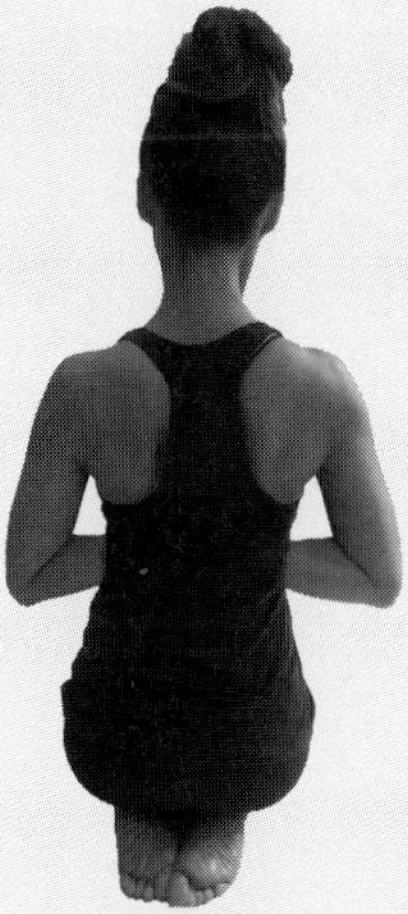

1 正座をします

坐骨を踵につけてつま先を
後ろにまっすぐ向けます

2 そのまま後ろに寝ます

正座の状態から後ろに寝て
足首の前面と太ももの前を伸
ばします

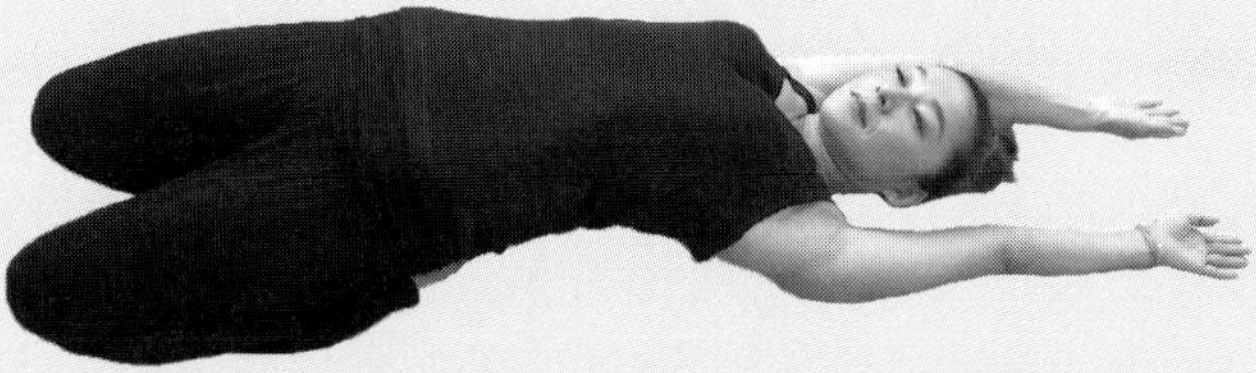

※この体勢が難しい方は、最初は後ろに布団を丸めて少し高くして、そこに後ろ向きに寝てください。

捻りの体操

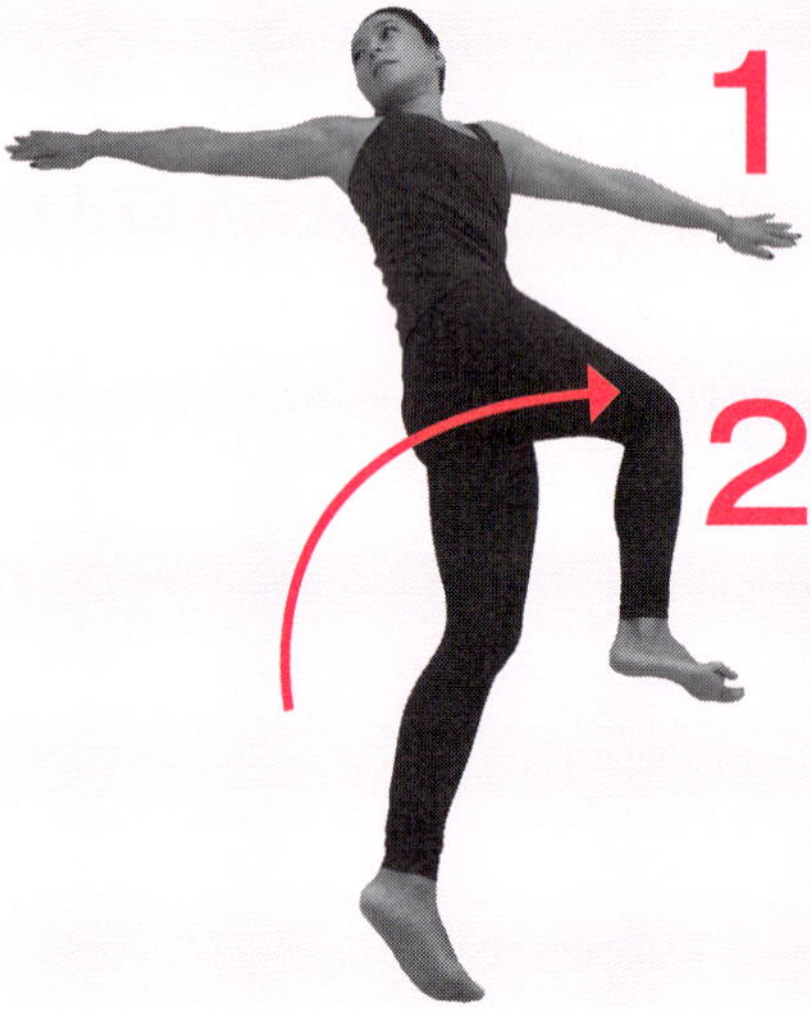

1 仰向けになり、両手を左右に広げます

2 上体はそのままで腰を捻り、片方の脚をもう一方の脚の外側にもっていきます

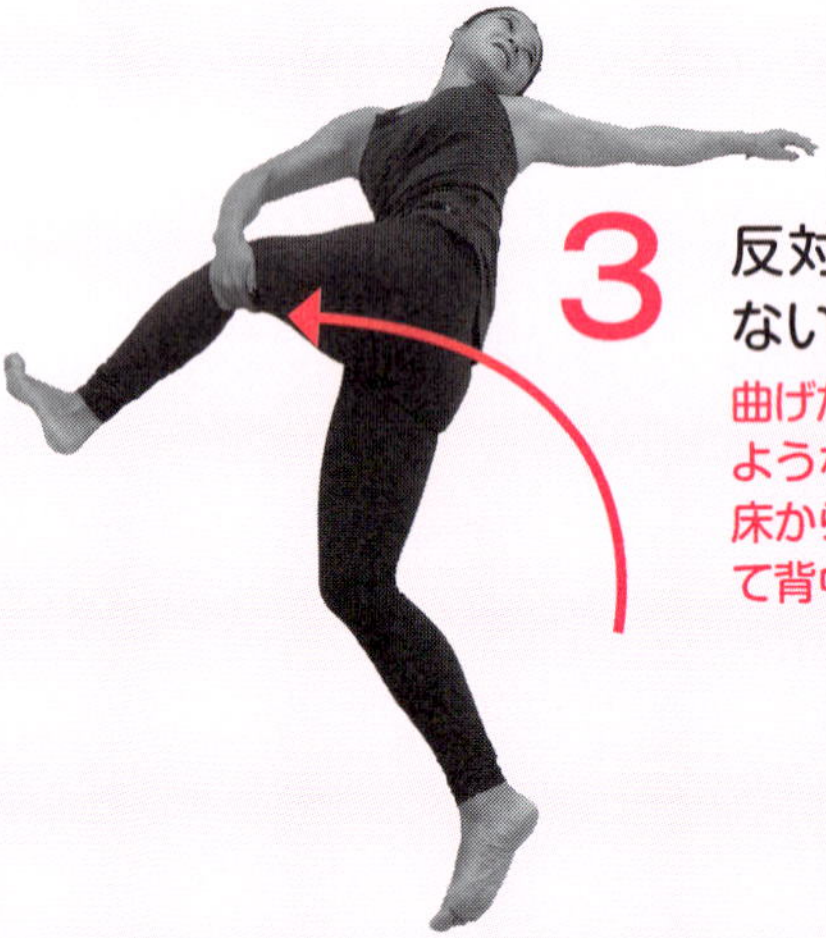

3 反対側も同様に行ないます

曲げた膝が浮いてしまうようなら膝に手を添え、床から浮かないようにして背中を反らしましょう

側屈の体操

1 片脚の膝を曲げて
反対側の脚の膝のお皿に
曲げた脚の踵《かかと》をつけ
曲げた膝を床に近づけます

背中を反らしお腹を突き出すことで腎穴点が緩みます

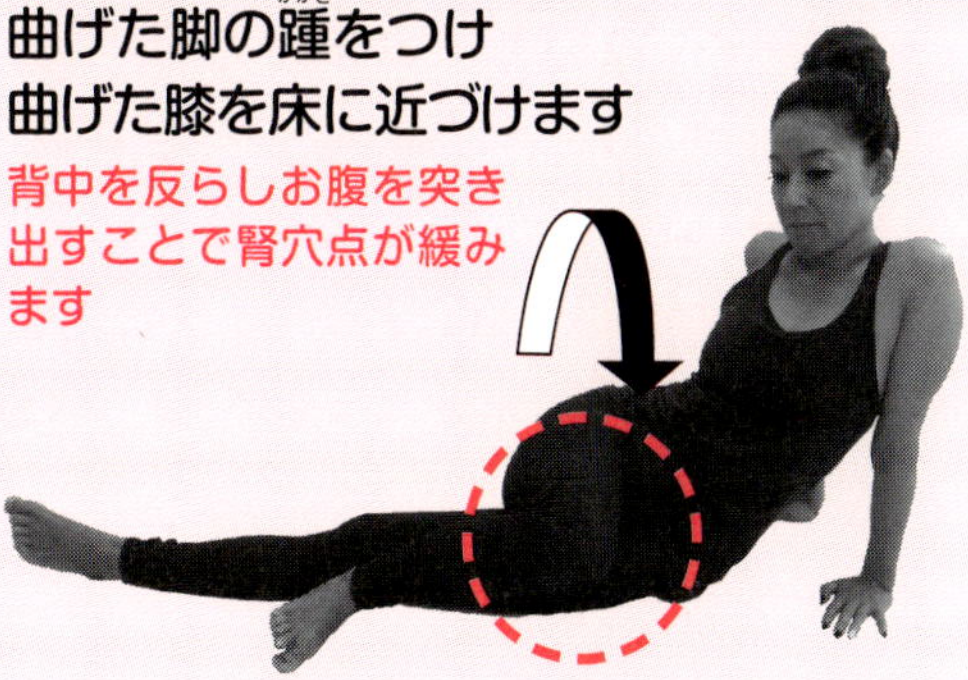

2 反対側も同様に行ないます

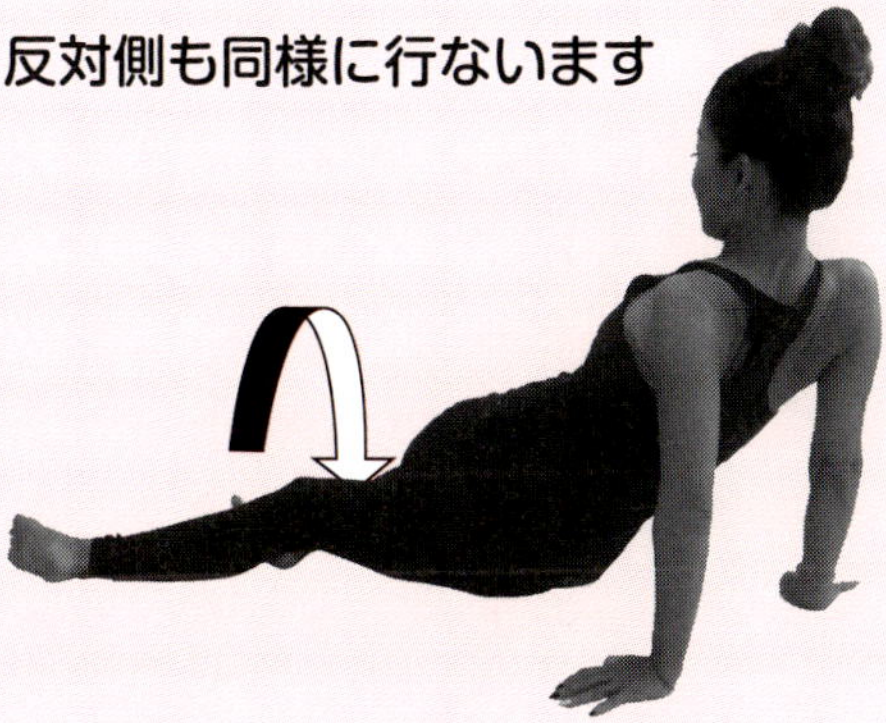

コラム①
悲しみは胸に宿る

整体の世界では、心臓を司るのは胸椎3、4番であるとよく言います。

しかしながら、実際、施術現場で人の体をよく見てゆくと、心臓や胃、甲状腺や乳房、咽頭や肺に関係する処は、頸椎7番・胸椎1番なのです。この場所の骨の硬直や突出やゆがみが顕著に表れます。

なぜかというと、この場所が肩胛骨の動きと連動しており、さらにこの部分は頭の緊張度に深く影響する部分だからです。

女性の場合、悲しみは胸に宿るとも言えます。頸椎7番・胸椎1番の硬直は、同時に胸骨（胸腺）を硬直させてゆくのです。

強いストレスがある人ほど、胸椎8、9、10、11番の右が硬直していることは拙書『ゆがみを直す整体学』でも詳しく述べましたが、頸椎7番・胸椎1番の硬直度合いも同じなのです。

しかも、この頸椎7番・胸椎1番はもっと色々な表情があります。

ここは、その人の人生、価値観、性的な分散の状態、様々なものが読み取れる場所なのです。

私は施術指導の時に、まず相手に後ろ向きに正座をしてもらいます。そして、初めに触れるのが首の付け根の頸椎7番・胸椎1番なのです。

触った瞬間に色々なものが感じられます。

この場所が不自然に硬直している人は、自分のストレスの本当の姿から目を背けているように私は感じてしまうのです。

いろいろと体の不調や痛みを訴えますが、その原因が自分の心の中にあることに目を向けません。と言うか、できません。心に蓋をして本当の自分の心に耳を傾けられないような感じなのです。

女性の場合、「夫のために良き妻であらねばならない」とか、「自分は身を挺して身を粉にして働き続けるのが家族のためである」とか、「舅姑のために文句ひとつも言わずに面倒をみるのが嫁の務めである」とか、様々な心の葛藤を自分の心の中に閉じ込めてしまうケースは多いのです。

いつしか心と体を別々なものとして考えるしかなくなってしまいます。体がおかしいのは肉体的な衰えとか内臓臓器の質的な衰えが原因だとしか考えられなくなります。

すると、自分の体を理解できなくなり、自分を可愛がることができなくなってしまいます。

どうしてそれほど我慢ばかりしているのかと、思わず聞いてみたくなります。しかし、彼女たちはそれを口に出すことすらできないのです。

第2章　どうして右脚なのか

1・症例から見る女性の体のしくみ

女性が不調になるとき、必ず右脚の付け根に硬直が起きている。

ここまでの話で、①「女性の体の崩れは腎臓・肝臓の疲労による仙腸関節の硬直が原因であり、それは脚の伸びに表れる」、②「体は右側が萎縮し左にうねってゆく」ということはお分かりだと思いますが、本章では「どうして表題のように右脚が重要なのか」ということをさらに説明したいと思います。

※臨床経験上の話をいたします。以下の話は体の見方を主に述べています。整体の手技施術の話は省きます。

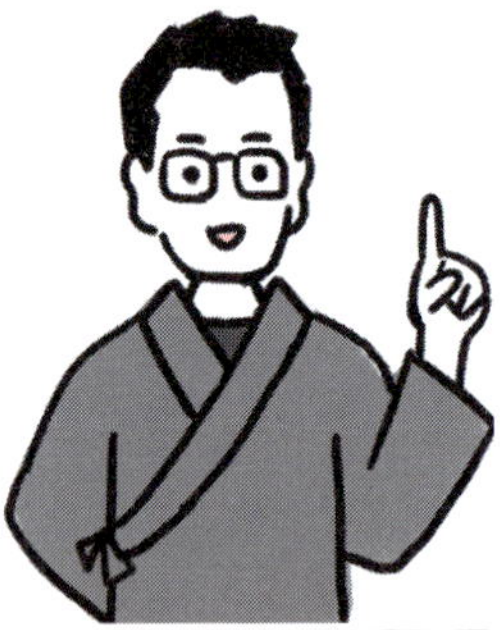

Case-1

【患者】40代の女性 耳が聞こえづらい

詳細：急に右耳が聞こえづらくなった

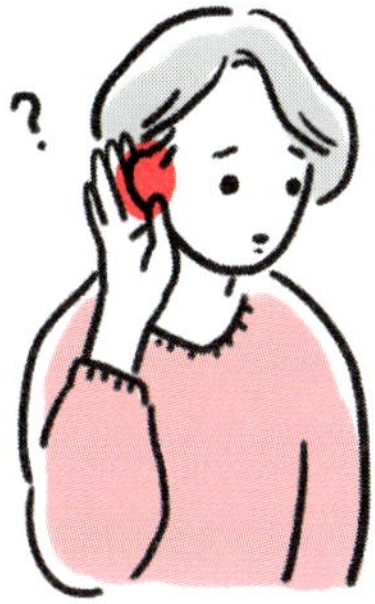

この女性は、以前、たまに行なう体操会に出席されていた方です。「急に右耳が聞こえづらくなったので、体を見てくれないか」と連絡があり、1年ぶりくらいに来所なさいました。

序章の、「膝とつま先の方向チェック　その1」の検査と同じように、その女性を仰向けで寝かせて脚を天井の方へ上げてゆく形をとってみたところ、右の足のつま先と右膝が内側に向いてきてしまいます。左足はそれほど内側には向いてきません。

右足の後ろと内側の硬直が腰を硬直させ、それがあるために、緊張が背中を通って右首に達している。そのせいで右耳が風邪のときのように聞こえづらいと私は思いました。

つまり、右の仙腸関節の過緊張があるのです。右脚内股の形になっていますから。

この女性はとても体が柔らかく、左右開脚も前後開脚も一見よくできます。しかし、前後開脚で、左脚を前にした形と右脚を前にした形では臍《へそ》の方向が違うのです。

左脚を前に出した形では臍が右斜め横に向いてしまいます。右脚の後ろが硬ければ、右脚を前にした前後開脚がやりにくいと思いますが、そうではないのです。左脚を前に出した方がやりにくいのです。

よくよく見ると、前に出した左脚の後ろが硬いのではなくて、実は後ろに伸ばしている右脚の太ももの付け根の前が伸びづらいのです。右脚太もも前の付け根が床からかなり浮いていることでそれが分かります。

右脚を天井方向に上げたときに、右足首が内向きになってしまうのは、最初に右の太ももの前が硬直するのが

左脚が前のときの体

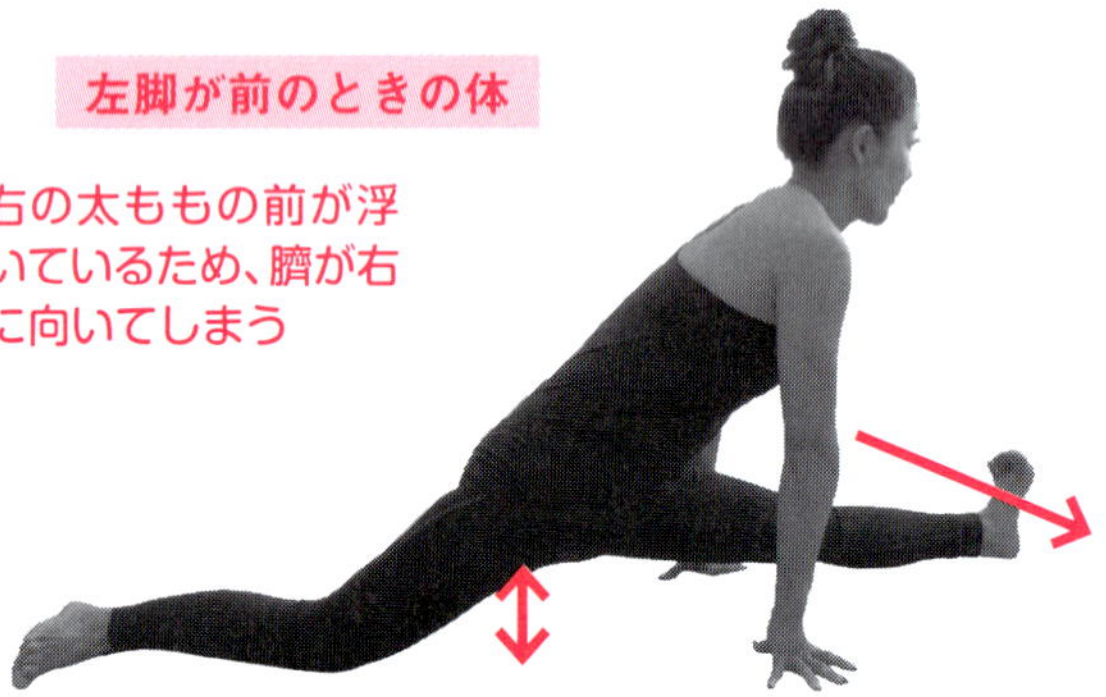
右の太ももの前が浮いているため、臍が右に向いてしまう

最初にあって、その後、脚の後ろが縮むことをそのときはっきりと確認できました。

右脚太もも前の付け根というのは、肝臓の流れの系統の場所です。

例えば、肝臓の機能が衰えてくると、この右の内股が硬直し、最期には右の内股の肉がそげてきます（肝硬変）。

少々食べ過ぎ飲み過ぎの日々を送っていたようです。

その女性には、右脚の後ろと前をよく伸ばし、右の内股を伸ばす体操をよくするように伝え、そして、食べ過ぎ飲み過ぎに注意させました。

数日後、右耳の聞こえは良くなったという連絡が入りました。

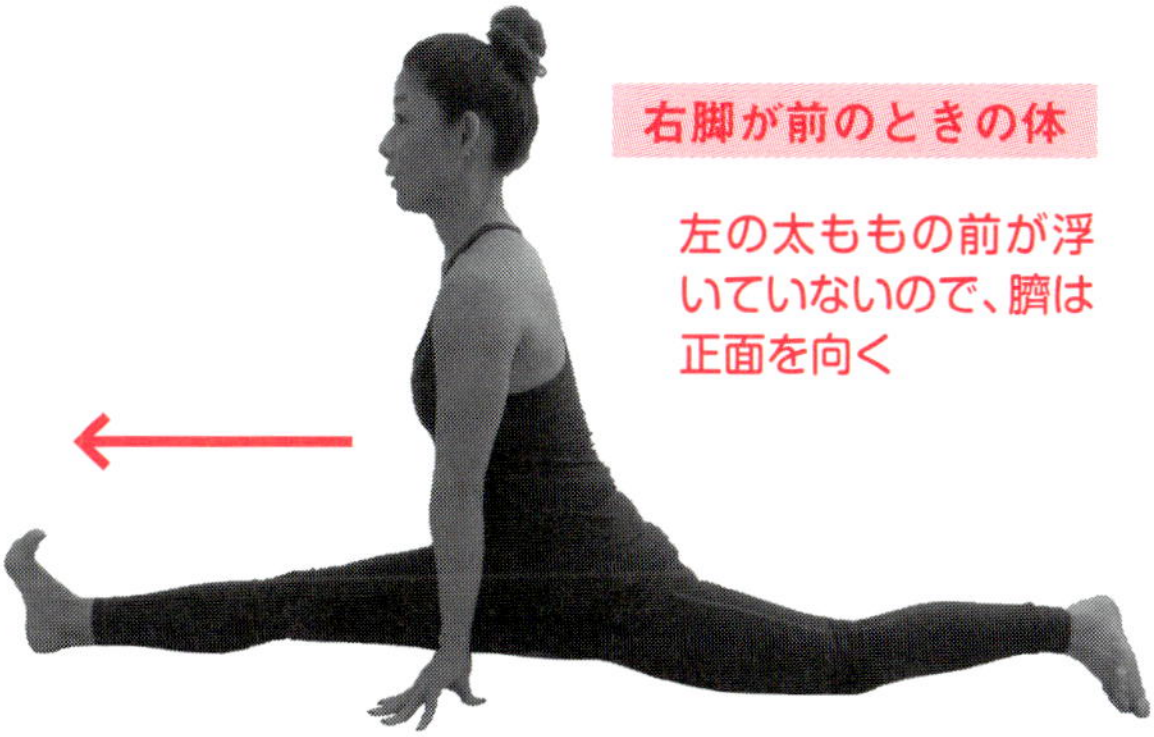
右脚が前のときの体
左の太ももの前が浮いていないので、臍は正面を向く

【患者】40代の指が痺れる女性

詳細：右手の指が痺れていている

この女性は、私の本を見て来所した方です。
右の拇指から3本が痺れていて、医者に行ったら、「手根管症候群」だから手術しなければ治らないと言われた、ということです。

その方は、腰椎4、5番（腰の一番下の骨）の右の際《きわ》に硬直がありました。専門的には腰椎4、5番の右一側といわれる場所です。一側というのは指1本外側ということで、ちなみに指2本外なら二側、指3本外なら三側と言います。

こうなると当然、右の仙腸関節は硬直しています。
また、この方も右脚太ももの前が硬直していました。

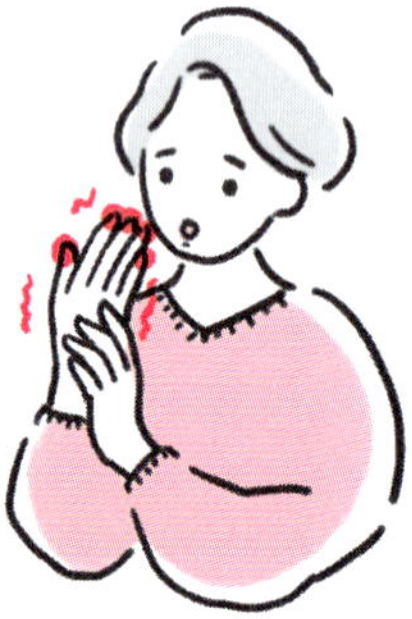

これを伸ばす体操をお教えしたところ、2回目に来所した時に、全部ではないが指の痺れは軽減してきたと伺いました。

しかし、この女性はやはり何らかのストレスを多く抱えているようです。面と向かっては仰いませんが、腰椎4、5番の右一側と頭部のゆがみで察しがつくのです。

ちなみに、指の痺れが出ているときは頭部にまでゆがみが派生している場合が多く、専門的な頭部の操法（施術）を行なわなければなりません。

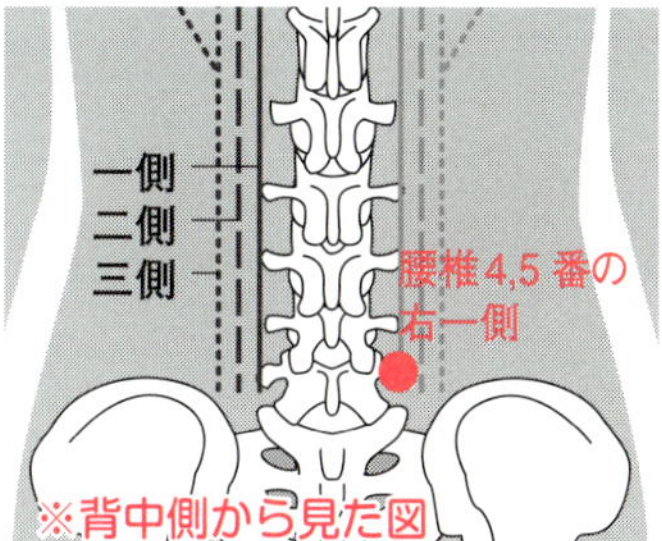

腰椎4、5番の右一側の硬直というのは、整体の専門家が触らなければ分からないかもしれませんが、かなりの頻度で最近の女性の体には見受けられます。これは単に構造上のゆがみを表す硬直ではありません。この場所の硬直というのは右の卵巣であり、右の腎臓であり、性的なエネルギーの発現の不具合を表しているのです。

ちなみに、ここに硬直がある人は必ず右腓骨の変位があります。第5章の腓骨の矯正体操である結跏趺坐《けっかふざ》をしなければなりまん。

Case-3

【患者】腰痛で悩む70代の女性

詳細：過去に子宮を全摘出した経験を持ち、体中がいつも筋肉痛のように痛く、特に左の腰が痛くなる

この女性は、以前、施術所の管理でお世話になった不動産屋さんの方です。月に1回お見えになります。

この人も腰椎4、5番の右の一側に硬直があります。前出した脚の検査を行なうと、この人は左右の足のつま先と膝が両方とも内側に向いてしまいます。

両膝がこの検査で内側に向くということは、仙腸関節が左右両方とも硬直しているということです。仙腸関節が両方とも硬直しているということは、骨盤の全体的な萎縮です。

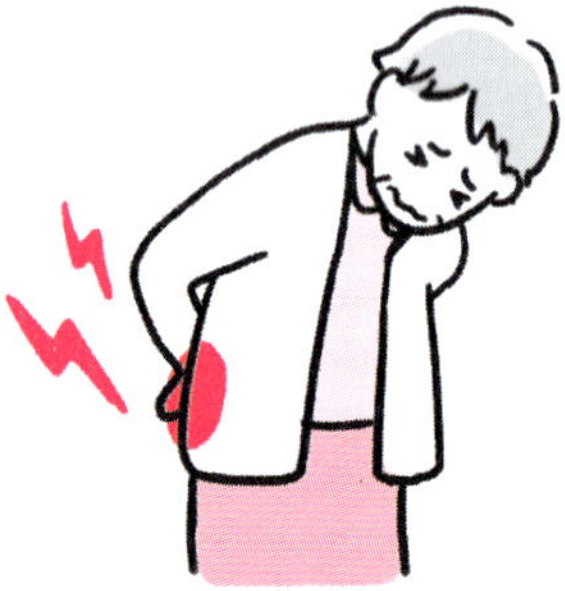

婦人科系統、特に子宮筋腫を持つ女性は、この検査で両足が内側に向いてしまう場合が多いのです。

過去に子宮を全摘出した経緯があることは、それは腰椎4、5番の右一側の状況から判断すると、明らかに旦那さんに対する感情的な問題があったことと関係していると思うのですが、既にその旦那さんも数年前にお亡くなりになっています。

しかし、お話を聞いてみると、今でも家庭環境には問題が多く、精神的に過労状態が続いているようです。

なぜ左の腰が痛くなるのか、それはやはり、右の仙腸関節の硬直がなかなか抜けず、左の腰を落としてゆく傾向に入ってしまったためです。

この人は、依然、頭の緊張が抜けない環境にあるため、体調も一喜一憂です。右の脚の付け根の前がいつも硬くなります。そのたびに私のところにいらして、第5章の結跏趺坐をするようになってだいぶ改善していますが、環境が変わらないため、一進一退を繰り返しています。

女性は、ストレスによって緊張状態が抜けない体になってしまうという典型を、この女性の体に見る思いです。

Case-4

【患者】頭痛と胃の不調を抱える40代の女性

詳細：胃腸の調子が常に良くない。冷え性で頭痛も頻繁に起こる。鬱的な状態も過去に有り

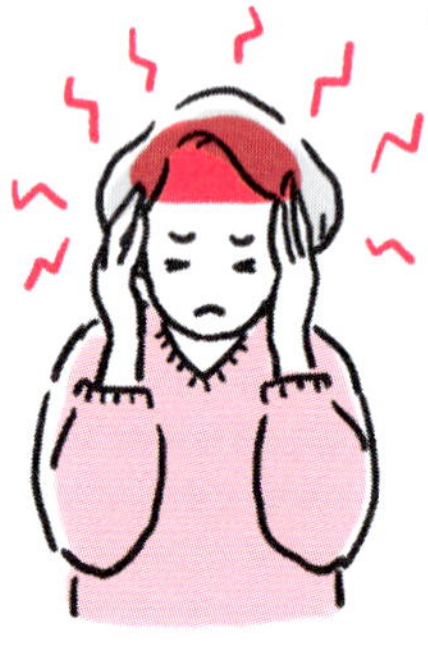

この女性は、「15年ほど前に子供を産んでから体調がすぐれず、胃腸の調子が常に良くない。冷え性で頭痛も頻繁に起こる。鬱的な状態も過去に有り、その時は抗鬱剤を飲んだが、胃が痛くなり、薬は体に合わない」と訴えて来所しました。

体を見ると、腰椎4、5番の右一側が硬直していて、上体は緊張し両肩が上がって前屈みになり、上部胸椎（胸椎1番〜7番あたり）の両側が硬直しています。右仙腸関節と右脚に引っ張られて、どうしても体が前屈みになってしまうかのような印象です。

体操をしてみてもらったところ、お体は元々柔らかいように見えます。しかし日ごろ体

操などしないから自分の体の何処が硬いかが分からなかったと、仰っていました。

また、腰椎4、5番の右の一側が硬直していますので、「ストレスが大きいはず。ストレス環境は変えないとダメです」と告げたところ、「ストレスの原因は旦那です！」と仰っていました。こういった素直に自分のことを話せる人は、体はすぐ良くなるものです。

そんなにストレスになるなら離婚をすれば尚良いと思うのですが、離婚は女性にとっては大変なことです。収入の多い仕事や資格を持っている女性であれば良いのですが、そうでなければ、子供の養育費を受け取ったとしても経済的に生活は厳しくなります。

本当は離婚したいが、生活ができなくなるから泣く泣く一緒に居るという状況は、よくあるパターンです。

そうなるとストレスの大きな生活環境でも、変えることは難しいかもしれません。しかし、そういったストレスが元で大きい病気に移行してしまうケースは実際にあるのです。

そうならないためにも右脚太もも前の付け根を伸ばしましょうと告げたところ、やはり、素直に体操を継続していく意向を示してくれました。

その後、彼女からは、「だいぶ良くなったので、また悪くなったら来ます」と連絡をいただいたきりなので、調子が良いのだと思います。

【患者】腹痛に襲われた30代の女性

詳細：突然の激しい腹痛

この事例はもう15年以上前のことになります。右脚太もも前の付け根のポイントの発見がまだあやふやだった頃の話です。

この女性は整体に関心があり、ある整体の学校で専門的に勉強していた女性です。その学校の繋がりで面識があり、私が独立して開業した後はときどき来所していました。

ある日の夕方、その女性の旦那さんから、その女性が突然激しい腹痛を訴え、七転八倒しているのでどうしたら良いかという電話がありました。確かに受話器の向こうで、彼女が呻いている声が聞こえます。

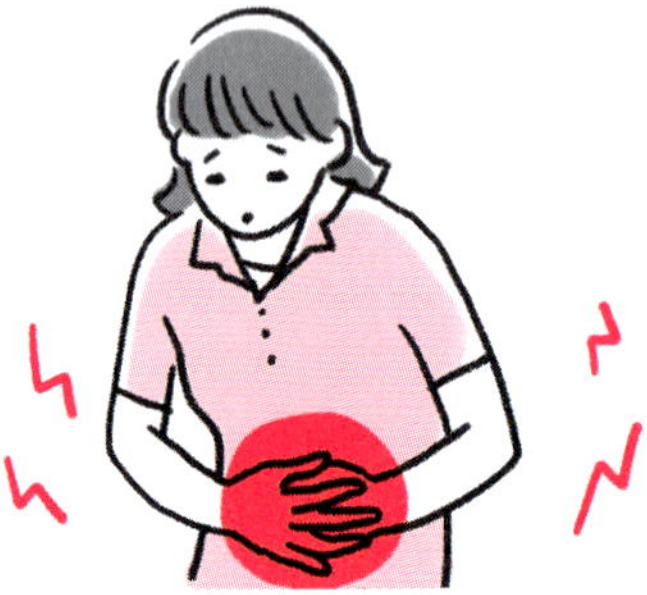

お体を見ている方ですので、当然、その女性の体の傾向というものは私の頭に入っています。

専門的なことは旦那さんだと分からないと思い、何とか本人を電話口まで呼んでもらって、「胸椎8、9、10、11番の右の筋腹（二側線）が腰にかけて、硬くなって続いているはずだから、その筋腹を、うつ伏せになって旦那さんに上からゴリゴリ押さえてもらいなさい」と、告げました。

彼女は、話を聞きながら電話口で「ハーハー」と痛みを我慢しているようでした。そして、一旦電話を切りました。

それから20分ほど経ってから彼女から電話があり、あっけらかんとした感じで、

「ウソのように痛みが取れた！」

と言うのです。

たぶん盲腸炎に似たもの、右の卵巣茎捻転だったかもしれません。胸椎11番の右に硬直が突然入ったせいだと思います。

もちろんこのとき胸椎12番の右も硬直したと思いますが（右腎穴点の硬直）、ほとんど胸

胸椎
8,9,10,11番
二側

一側
二側
三側

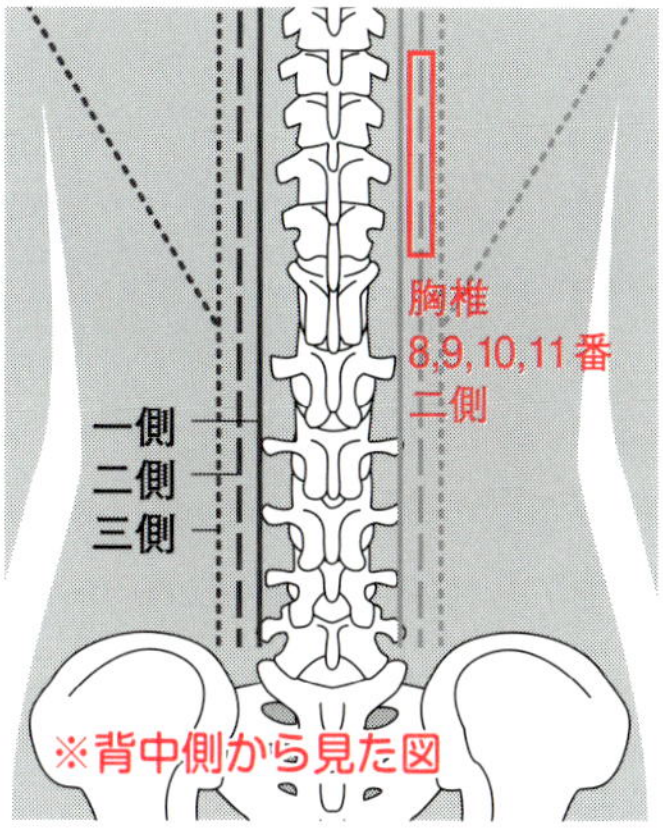

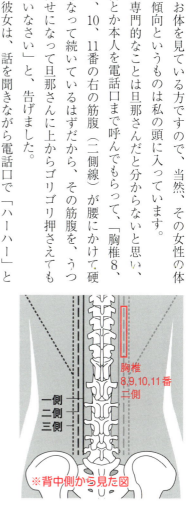

椎11番で止まっていたはずです。いや、その時旦那が硬直を押さえて止めたのです。彼女の体は腰に非常に弾力があり、腰椎4、5番までは問題はきていなかったのでしょう。

右脚の前の伸び（付け根のポイントではなく）と胸椎8、9、10、11番の右の筋腹（二側線）の連動は、それまで大まかには気づいていましたので、次に来所された時には、左脚を前に伸ばし右脚は後ろに伸ばす前後開脚を盛んにするように告げておきました。

それ以降は、腹痛はないとのことでした。


しかし、ここで重要なことは、女性の場合は胸椎8、9、10、11番の右という場所が、ある時突然、短期間で硬直を起こしてしまうということです。

これは、完璧な頭のストレスが原因なのです。

その女性は非常に繊細な方なのですが、反面、いつも精神的に不安定な方でした。

頭のストレスが特にひどい状態になると、
・胸椎8、9、10、11番の右一側（二側から一側に硬直は移動します）
・胸椎12番の右三側（腎穴点）
・腰椎4、5番の右一側

の3つにそろって硬直が起きます。これは、大腸の癌を生むと私は考えます。

これは書物で教わったというものではなく、ひとつは私の母親が大腸癌（肝臓に転移）で亡くなった時の、この指で覚えている感覚なのです。

これこそ完璧な頭のストレスです。亡くなった私の母親はそうでした。頭のコンピューターのシステムダウンを意味しています（痴呆ではありません）。

その人しか分からない寂しさや切なさ、怒りや悲しみ、そんな塊が体に染み込んだ状態なのです。

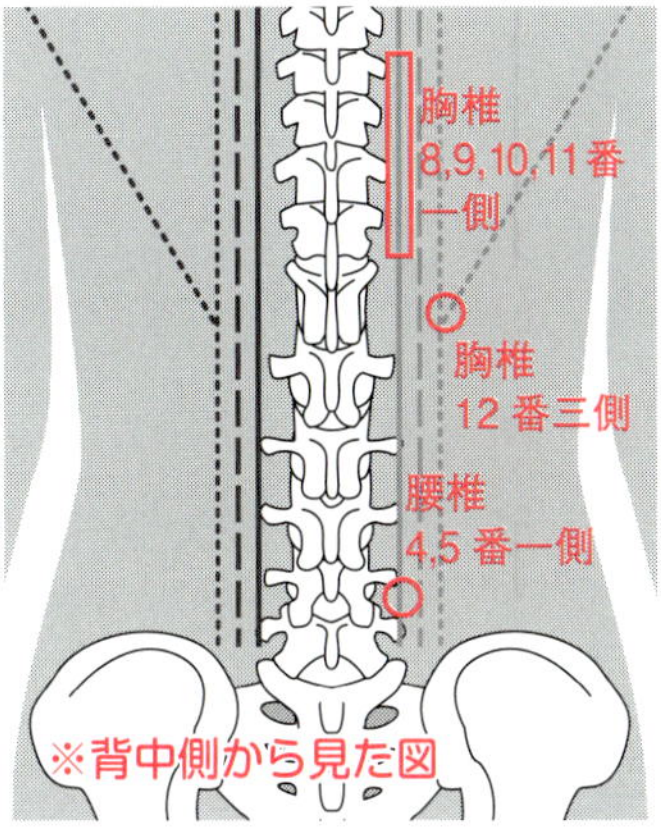
胸椎
8,9,10,11番
一側
胸椎
12番三側
腰椎
4,5番一側
※背中側から見た図

特に胸椎12番の右の三側（腎穴点）が硬直してくると笑えなくなります。顔に表情がなくなります。心から笑えなくなる状況、それは、誰しも体をこのような傾向（胸椎12番の右の三側の硬直）に向かわせてしまいます。

特に女性の場合、心の問題をないがしろにはできないのです。

ちなみに、女性の場合、何かショックな出来事があると、胸椎12番の右の硬直から腰椎

4、5番の右を硬直させ、生理が終わった後すぐにまた始まってしまうような不正出血が起きたりします。しかし、これは仕方の無いことと捉えるべきでしょう。分散の現象であって病気でも何でもありません。

また、以前、ある事情があって遠く離れて暮らしている子供のことを想うと、この胸椎12番の右側がなぜかシクシク痛み出すと言う女性もいました（悲しみは左腎穴点ですが、この女性の場合は怒りに似た悲しみがあるのでしょう）。

胸椎12番の右の三側（腎穴点）は頭のストレスの鬼門なのです。

以上のケースでも分かるように、どのケースでも右脚の付け根の硬直が顕著に表れているのです。

ほぼ１００％体の崩れの元は右側にあると言えます。これは最大の発見です。

左の腰や左の膝が痛いと言って来ても、体を見ると右の脚がおかしいのです。右の膝が内に入り、右の仙腸関節が硬直しているのです（もしくは、第5章の左腓骨の問題があります）。

腎臓・肝臓が疲労し体が左側に捻れてくると、右の仙腸関節が硬直することは前述しましたが、右仙腸関節の硬直と同時進行で右脚太もも前の付け根が硬直してくるのです。

だから膝が内向きになるのです。

そして、右脚太もも前の付け根の硬直と、腰椎4、5番の右一側は、連動して、これまた同時進行的に硬直を起こしていきます。

それが体を捻らせたり、ダイレクトに右の背中を通って右肩胛骨や右鎖骨の硬直と連動し、右の肩や右の首の痛みを出す要因となります。

そのため、**最初に着目し改善すべきは右脚**なのです。

【やってみよう!】

右脚太もも前の付け根が硬直すると、なぜ、左の腰にも影響があるかを、簡単な体操のポーズで検証することができます。

左図のような体操のポーズを取ってみてください。

1 **左脚を後ろに伸ばして、右脚を前に出し、右膝を曲げます 曲げた右膝は自分の体の外側に出るように倒します**

これは右のお尻から右大腿部の外側が伸びる感じが出ると思います

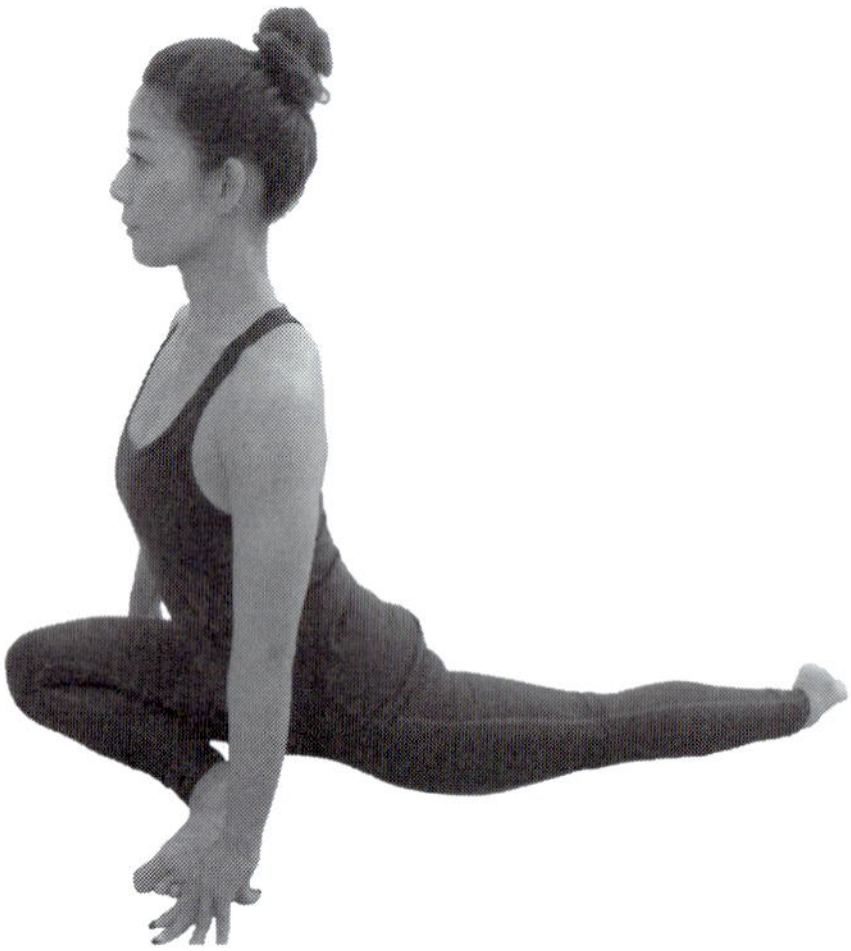

2

右脚を後ろに伸ばし、左脚を前に出して左膝を曲げます
曲げた左膝は自分の体の外側に出るように倒します
これは左のお尻から左大腿部の外側が伸びる感じが出ると思います

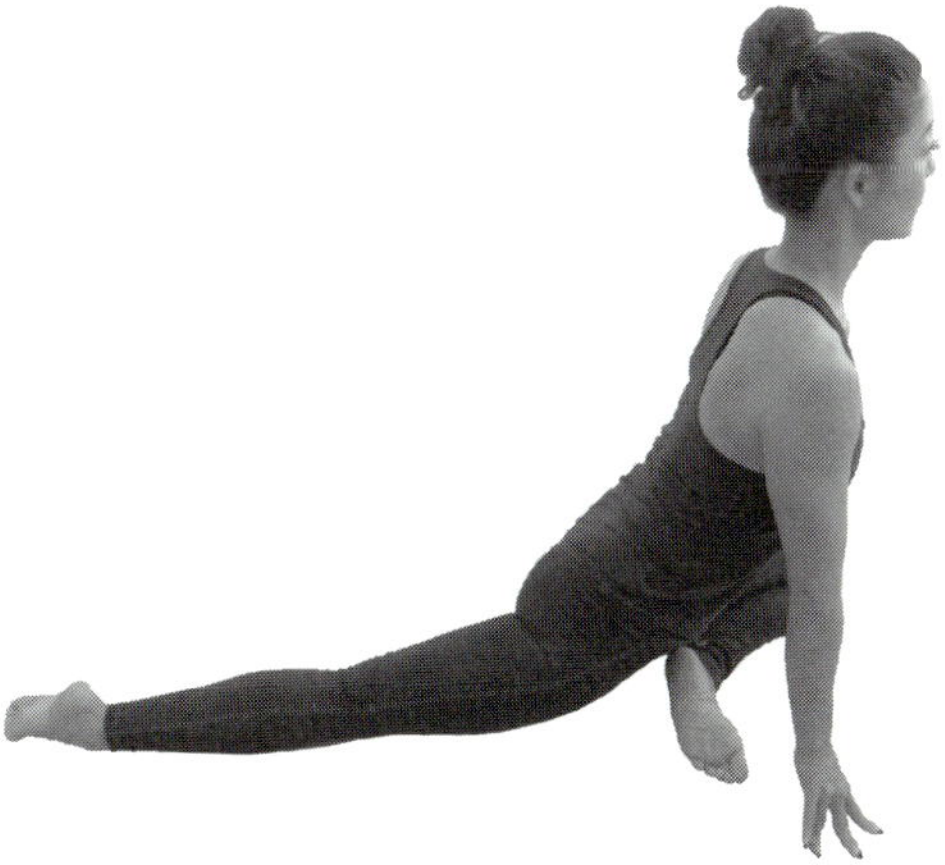

1と2、どちらのポーズが取りづらいでしょうか。お尻から大腿部の外側がより引っ張られる感じが強いのはどちらでしょうか。

圧倒的に、**2**の右脚を後ろに伸ばしたポーズの方がやりづらい人が多いのです。

このポーズは、一方の脚を後ろに伸ばしていますので、後ろに伸ばした脚の太ももの前の伸び具合を引っ張り出しています。

右脚を後ろに伸ばした**2**のポーズでも、右脚太もも前の付け根の最大のポイントにはダイレクトに角度は入っていないものの、太ももの前を大まかに伸ばしています。

その、**太ももの前の伸び具合で、逆側の脚のお尻の伸びから大腿部の外側の伸びが決まってしまう**ということが、このポーズでお分かりになると思います。

下の写真を見てください。

右脚太もも前の付け根が硬直していなければ、左の膝を曲げた状態で左膝を体の外側に出すことができますが、右脚太もも前の付け根が硬直していると、左の膝は自分の体の内側に入ってしまうのです。

つまり、右脚太もも前の付け根が硬直を起こすから、左のお尻から左大腿部の外側をいつも萎縮

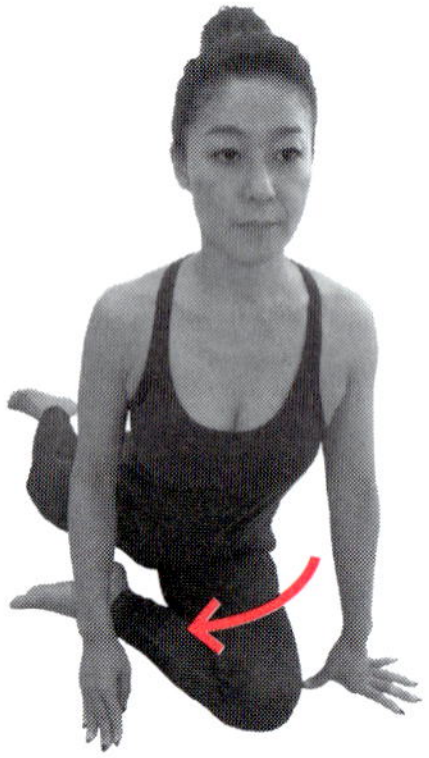

右脚太もも前の付け根が硬直していると、左膝が体の内側に入ってしまう

させてしまうのです。
左の坐骨神経痛や左腰の慢性腰痛も、この理屈が分かればば、左の腰が単独で悪いのではないということが分かるはずです。

両方のポーズができづらいのは、左右両方とも、太ももの前の付け根が硬直している状況が体に染みついているということです。

膝がどうして痛むのか、どうして変形してゆくのか、ということもこのポーズで理解できるのではないでしょうか。

しかしながら、「右脚太もも前の付け根」と言っても、なかなか分かりません。後述する体操をしてみないと分からない処にあるからです。それは第4章で説明します。

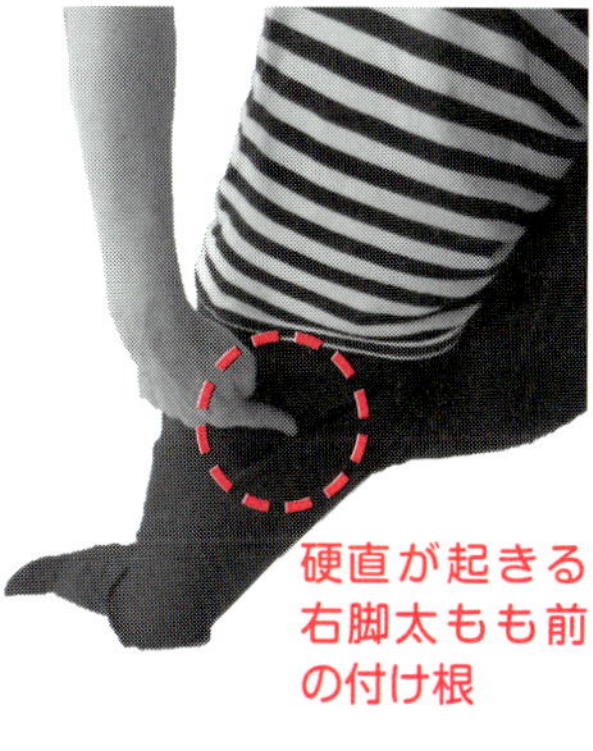
硬直が起きる
右脚太もも前
の付け根

コラム②
癌と整体の思い出

今から20年以上前、私がある整体の教室に通っていたときのことです。

その教室の生徒の中に、とても真面目で熱心に整体の勉強に取り組んでいた30代の男性がいました。

その人は自分の思いをなかなか他人に表現しようとしない内向的な性格でした。何かを話すときも、口の中でモゴモゴ呟いているようなしゃべり方の人でした。常に眉間に皺を寄せていたイメージがあります。

ある日の勉強会のクラスの始まりの時に、彼が部屋に入ってくると、その後からその教室の長が忍び足でやって来て、突然、彼の首の付け根を後ろから「ドンッ」と両手の指を合わせて叩いたのです。

部屋中に響き渡るくらいの音がしました。もちろん、居合わせた生徒は皆ビックリしていました。

私は、その時その長が叩いた場所が頸椎7番・胸椎1番だとは分かりました。そういった整体の矯正術があるのです。しかしながら、その場で後ろから突然叩く意味が分かりませんでした。その時、その長もあえて説明はしませんでした。

そして、私がその整体の教室を辞めて縁が無くなってしばらく経ってから、知り合いから、その彼が咽頭だか食道だかの癌で亡くなったということを聞いたのです。

30代で亡くなってしまった彼は、最後まで病院へは行かなかったということです。

その話を聞いて私は、整体の技術なんていうものは一体何なのか、と真剣に悩み考えました。

また、彼は何のために整体を勉強していたのか、と悲しい気持ちになりました。

その時、その長は彼の頭の緊張を取りたかったのでしょう。

しかしながら、他人が叩いたり引っ張ったりして行なうテクニックで頭の緊張など取れやしないのです。そんなことは幻想です。または、思い上がりです。

自分の体は自分で理解することが重要で、整体師が他人にできることは、他人の体を的確に判断し、なぜそうなったかを解説し、注意点を指摘し、各々に適した体操を指導し体の方向性を変えるように仕向けることのみです。

自分は他人の体を何でも治せるとか、または、そのようなテクニックを持っていると豪語する整体師がいますが、そんなのは詐欺師と同じだと私は思うのです。

彼の癌は声に出せない心の訴えなのだと思います。そういう癌が近年あまりに多いのではないでしょうか。

第3章
症状別の整体学的なアプローチ法

1・症状別の原因と対処法

個別の不調は体操で対処できる。

本章では、女性の不調としてよく見られるものについて、整体的なアプローチから対処する方法をご説明します。併せて不調を改善するための体操もご紹介しますので、興味がある方は行なってみてください。

ただし、以下に表す事項は、個人的な臨床経験から導き出された考え方であり、一般医学的世界とは全く異なるものです。整体的アプローチ法の見方であり治療行為ではないことをご留意ください。

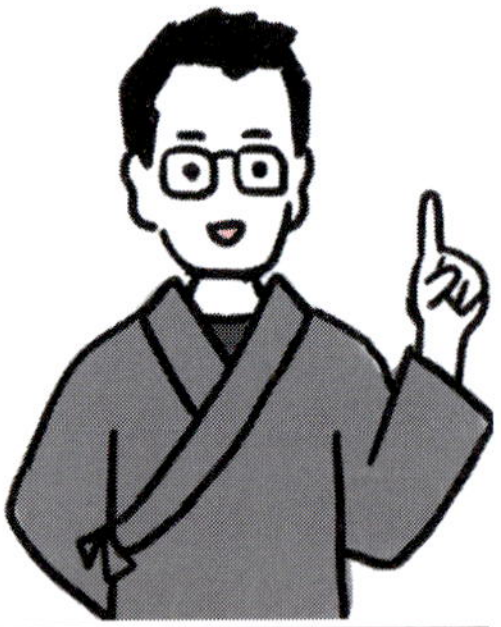

【症状】甲状腺の異常、更年期、ほてり、胃の問題

なぜ、甲状腺の問題は女性に多いのでしょうか。

第1章でお話しした「ゆがみは「臍と胸骨の向き」にも表れる」（55ページ）でも触れましたが、鎖骨と胸骨の硬直とゆがみが甲状腺の問題に発展してゆきます。

甲状腺に問題のある人は、肩胛骨、および、頸椎7番・胸椎1番が硬直しているのです。

これは女性の体の変化の特質なのですが、生理が近づくと、甲状腺の問題を抱えている女性は特に甲状腺が腫れてきたりします。

このことから、やはり、骨盤の状態（仙腸関節の硬直の状態）が根底にあり、それが肩胛骨の硬直と連動し頸椎7番・胸椎1番の変化を生じさせてしまうのだと考えられます。

実は、頸椎7番・胸椎1番というのは、その人の性的な力の分散の度合いが表れている処でもあります。

女性にも性欲はあります。排卵や生理の周期で、そういった本能的な欲求も高まったり落ち着いたりするのですが、変化の波が骨盤から腎穴点を経て肩胛骨へと上がって行くときに、普段から腎穴点が下がっていて肩胛骨が硬直していると、肩が上に上がってしまうのです。

女性の場合、性的な欲求が高まると、肩が上に上がって行く傾向があるのです。特に右肩が上がって前に入る傾向があります。

肩が上に上がると頸椎7番・胸椎1番が硬直を起こします。つまり、肋骨の下がりや肩胛骨の硬直という構造的な問題もありますが、**性欲の分散がうまい具合にできていないと、女性の場合、頸椎7番・胸椎1番がさらに硬直を起こす**のです。

これはほてり等の更年期の騒がしい症状を起こす要因と非常によく似ています。と言いますか、ほとんど同じです。

また、月経前症候群と言われるような、なぜかイライラしたりヒステリックになったりする状態の要因です（腎穴点の硬直も顕著です）。

また、胃の問題（胃痛・潰瘍・胃癌）というのも、頸椎7番・胸椎1番の硬直が顕著なのです。肩が上に上がっている人がほとんどです。こういった傾向の女性も、根本に性的な分散の不具合があります（肩が上に上がると腎穴点が硬直します）。

年を取ると、顔が前に出て首の付け根の骨（頸椎7番・胸椎1番）が突出してくる傾向は誰でもありますが、女性のうなじの美しさというのは、頸椎7番・胸椎1番のスッとした状態、弾力のある状態の美しさなのです。

肩が上に上がって荷物を背負っているかのような背中の女性に色気は感じられませんし、そういった力も体にはないことを示しているのです。

女性の性は深い心情的な世界が奥底にあって、とてもメンタルな部分が大きい世界ですが、男性の性は、ほとんど排泄です。

子供の頃から男の子はマスターベーションを覚えますので、性的な欲求の分散は女性より日常的であり簡単なのです（ちなみに、大人になっても、セックスは単なる排泄だと思っている男は未熟です。子供と言えます）。

さて、こういった心の部分はひとまず置いておいて、甲状腺や更年期、そして、胃の問題を構造的に変化させるためにはどうしたら良いでしょうか。

それは肩胛骨の弾力を付け、肩が上がらないようにする体操をすることです。

後ろで手を組む体操

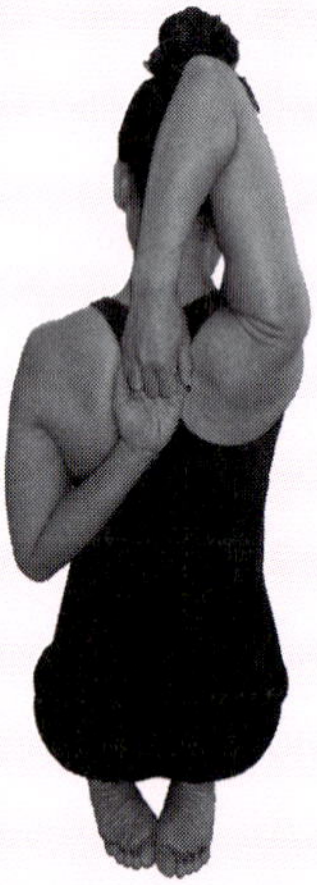

1 右手を上から、左手を下から背中に回し、
後ろで左右の指を組みます

上に上げた方の腕の肘が頭の後ろまで来るように、胸を張り背中を反らします

POINT①

体を丸めたり、肩を前に出しては後ろ手は組めません

腕より背中の反りを意識して行なってください

POINT②

手が届かない方は、タオルなどを持って行なってください

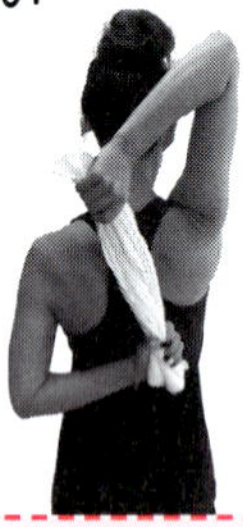

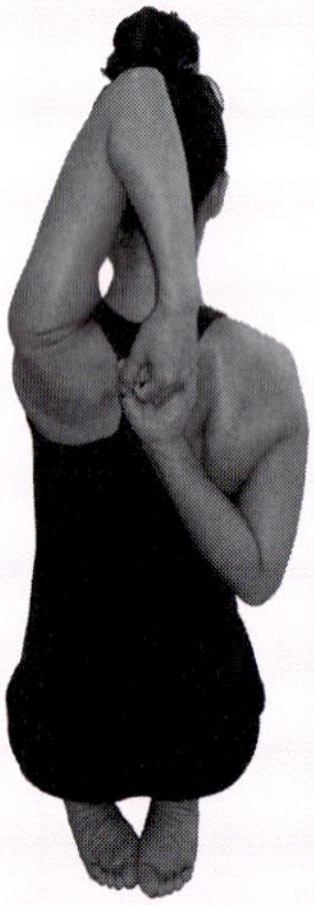

2 今度は左手を上から、右手を下から背中に回し、後ろで左右の指を組みます

右手を下から回すポーズの方がやりづらいはずです

バンザイして肩胛骨を締める体操

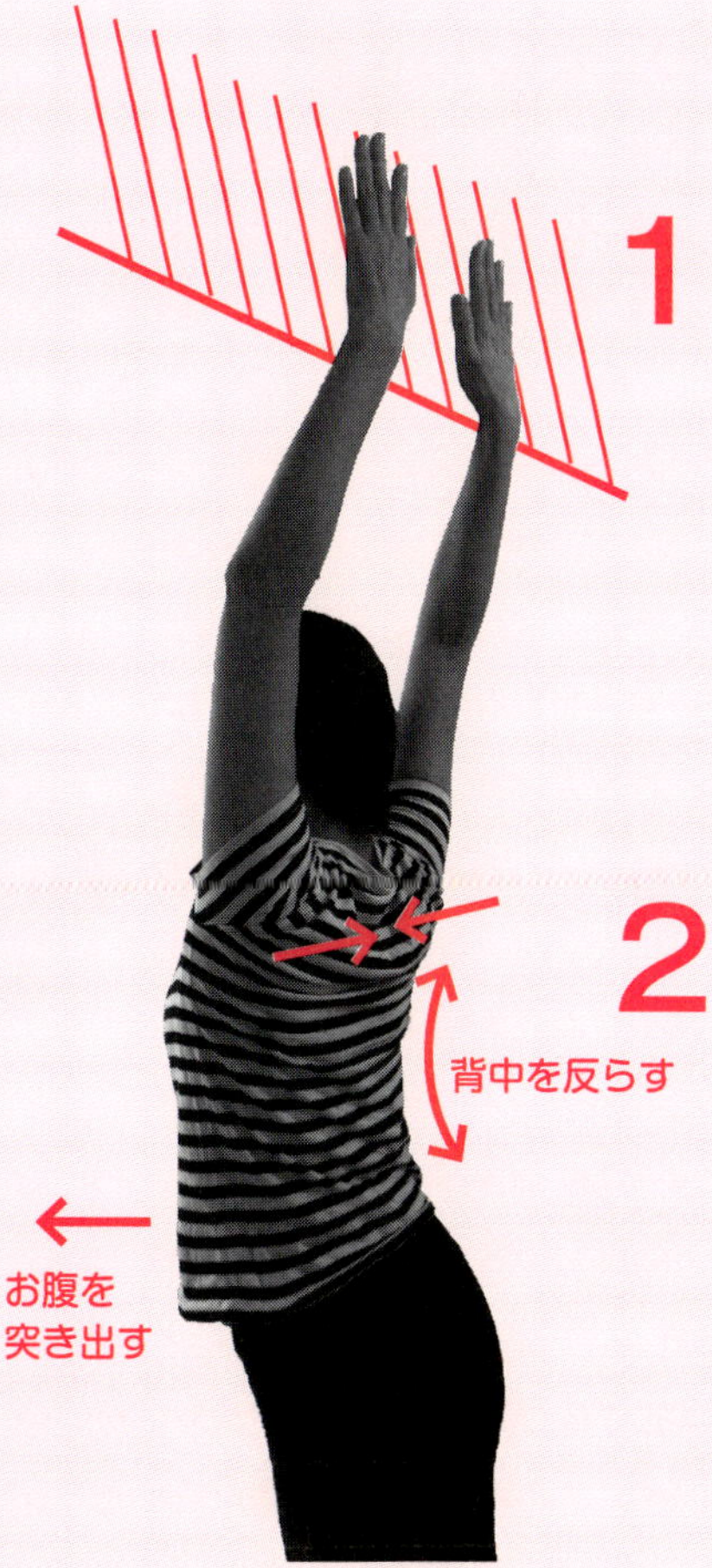

1 鴨居などにバンザイして手をかけて、背中を反らします

肘は曲げないでまっすぐ上に伸ばしてください

2 肩胛骨を内側に締め脇の下を正面に開かせるようにしてください

後ろでんぐり返り体操

1 仰向けに寝転がります

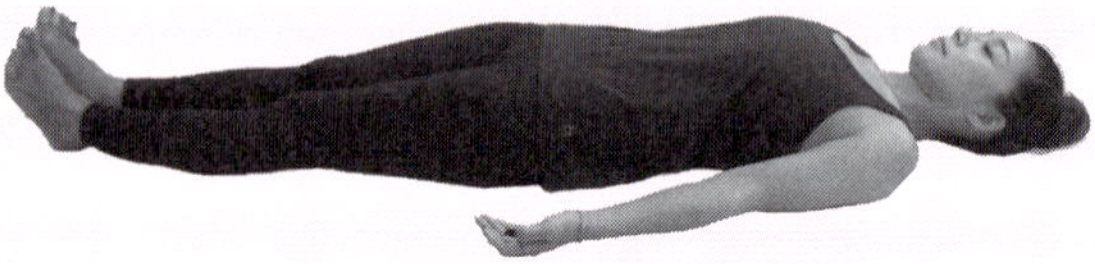

2 両脚を上げてゆき、つま先を頭の上の床に着けるようにします

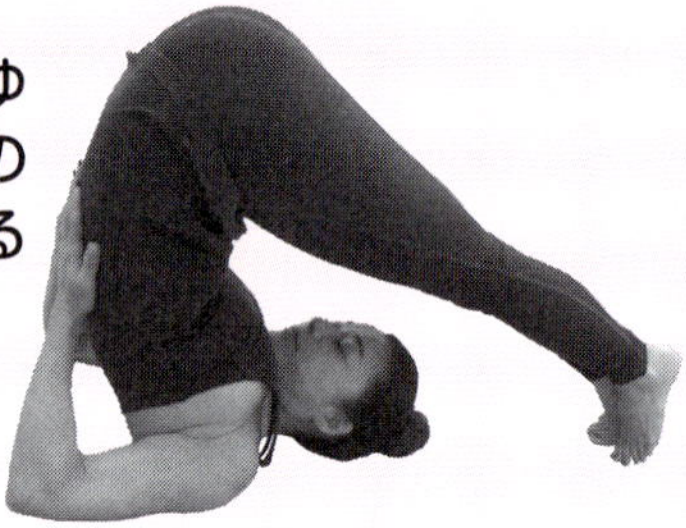

POINT①

脚が上がらない、床に着かない人は、腰に手を当てて持ち上がるところまで脚を上げてください

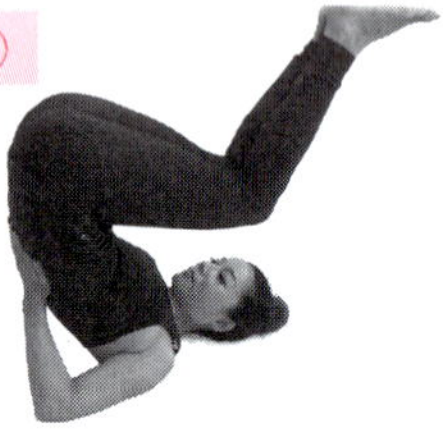

106ページでご紹介するカエル脚体操と109ページでご紹介する左右開脚体操も効果的です。

【症状】生理痛、便秘、冷え性、逆子

生理痛、便秘、冷え性、逆子、一見全く別な要因での症例だと思われますが、実は、女性の共通した体の特徴というものがあります。

全てにおいて共通している部分、それは、やはり仙腸関節の左右差なのです。

生理においては、右の腸骨が緩んで生理が始まると整体学では考えています。左の腸骨が先に緩み（左の方が弱いので）、そして、右の腸骨が緩んで、左右の腸骨が緩んだところ（左右の仙腸関節が緩んだところ）で、生理が起きます。

生理前の女性の骨盤はフワッとしてきます。そのため、体の上部は不安定になります。眠くなったり、頭がボーっとしたり、だるくなったりするのです。それは仕方のない体の変化です。女性は生理の周期によって体調がめまぐるしく変化するものなのです。ですか

ら、**生理前後は体力的には無理のないよう過ごすことが非常に大切です。**

この生理が始まるときに、普段から右の肝臓系の緊張がある体は、右の腸骨がなかなか緩まないという事態が起きます。この状態が生理痛です。

便秘や冷えというものも、骨盤の弾力と関係しています。

腰を反る力、つまり、内股の弾力や太ももの前の弾力が乏しいと女性は便秘や冷え性になりやすいのです。骨盤の感受性の鈍麻とでも言いましょうか。

セックスレスな女性は冷え性だと訴えてきます。女性は骨盤がしなやかに動くと体が温かいものです。女性にとってはセックスは骨盤の動きを作る健康運動でもあるからです。

また、逆子というのも仙腸関節の顕著な左右差があると起きやすいのです。

お腹の中の赤ん坊というのは、仙骨のちょうど内側に頭があります。仙骨のゆがみは赤ん坊にとっては居心地が良くないので位置を変えるのです。

逆子を持つ女性は、やはり脚の伸びに左右差があります。右の腰の緊張と左の腰の弛緩という共通な体があるのです。やはり女性は、子供を作る前から自分の脚の伸びの状況を把握してゆくことが重要なのです。

これらの症状を改善させるためには右脚を後ろにした前後開脚とカエル脚体操を行なってみてください。この体操は2つともお腹に圧力がかからないので妊娠中の方でも行なっていただけます。また、第5章の結《けっ》跏《か》趺《ふ》坐《ざ》も有効です。

右脚後ろの前後開脚

1 **右脚を後ろにして前後開脚を行ないます**

右脚太もも前の付け根を伸ばしましょう

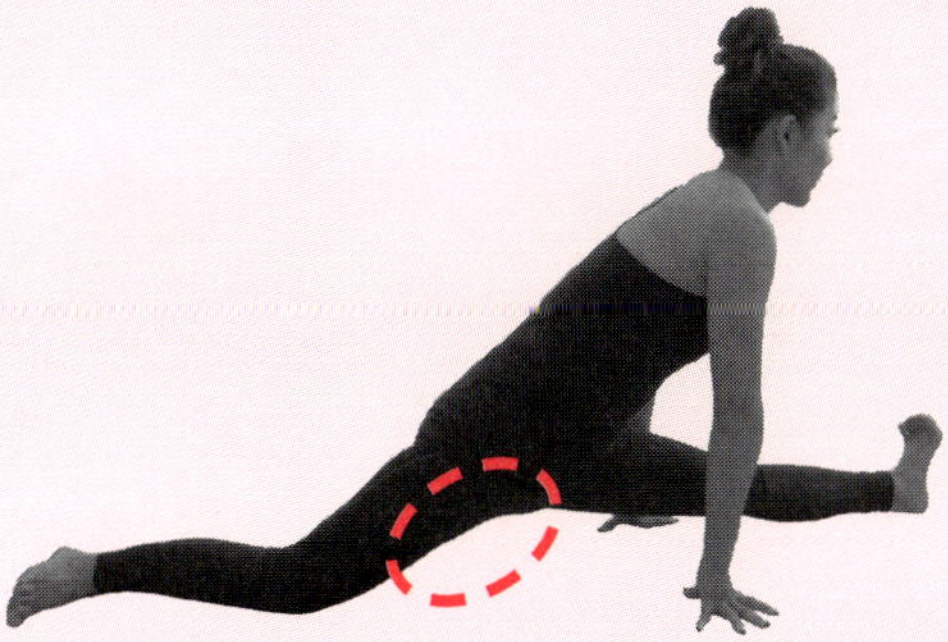

カエル脚体操

1 正座の位置から両方の踵《かかと》をお尻の外に出して座ります

座れたら、足首を曲げ両方の足のつま先を横に向けます（カエル座り）

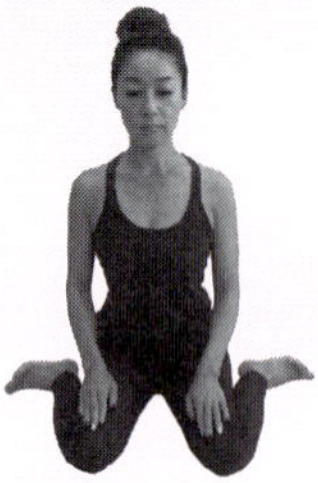

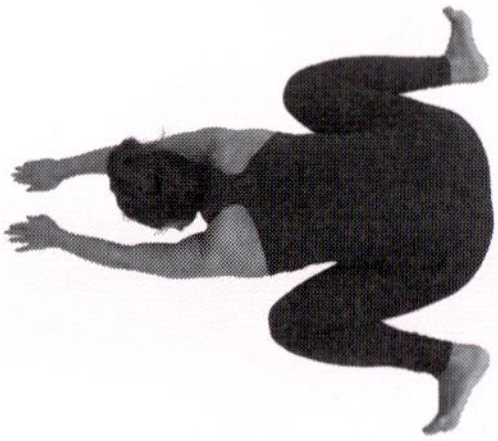

2 前にお辞儀をします

お尻をなるべく持ち上げないようにしてください

3 足はカエル座りのまま、今度は後ろに寝ます

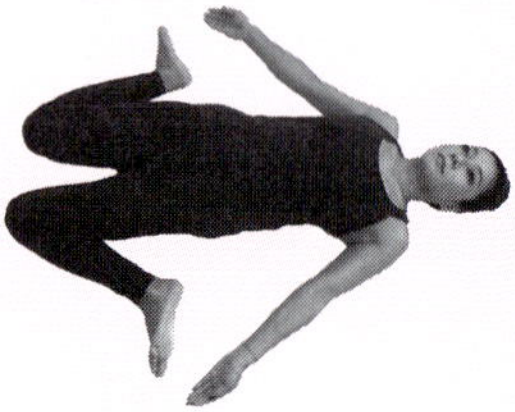

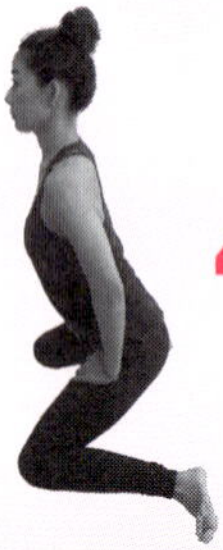

4 カエル座りに戻り、両手を前に着き、お尻を持ち上げ、両膝を左右に広げます

できるところまで広げましょう

5 なるべくその膝の幅のままで、お尻を床に着けるように座ります

この形が一番きつくなります

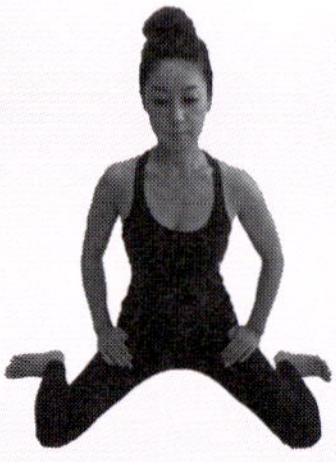

【症状】アンチエイジング、肌荒れ

顔だけ白く塗りたくって皺を隠しても、アンチエイジングにはなりません。

本当のアンチエイジングは、その人の性的な魅力だと私は思います。


それでは、女性のそういった性的な魅力を保つ場所はどこでしょうか。それはやはり骨盤です。ヒップアップしたお尻、垂れていないお尻です。

そういったお尻を作るには、女性はやはり内股の弾力が必要です。

左右開脚、および、カエル脚体操をして内股の弾力をキープすべきです。女性の内股の伸びは仙骨の弾力です。


内股に弾力がある女性は肌もキレイです。

内股の伸びは腎臓の働きにも関係していますので、腎臓が疲れれば肌もくすみます。

前述の体操に加えて、太ももの前を伸ばし、肋骨を引き上げ腎穴点を緩ませる体操、つまり、正座から後ろへ寝る体操が効果的です。腎臓はホルモンの生産を司っていますから。

ちなみに、男性のアンチエイジングに関わる場所はどこでしょうか。

それは、太ももの前、足首の前です。ここが伸びなくなってくると男性の生殖器の能力がなくなってゆきます。正座して後ろに寝る体操が全くできなくなってゆきます。股関節が少々悪い人でも、正座ができれば体は悪くはなりません。

男女ともに、日常的に正座をすることを心がけましょう。足のつま先を後ろにまっすぐ向けた正座です。踵をお尻の外にハの字に出さない座り方で、足の指を重ねずに足首をまっすぐ伸ばします。お尻の坐骨が踵に乗るように、まっすぐに正座をするのです。正座は整体体操の基本なのです。

日常的に正座をしている人としていない人では、性的な力に大きな差が出ると私は思います。

左右開脚や、正座体操（69ページ）、カエル脚体操（106ページ）も併せて行なってください。

左右開脚体操

1 左右開脚をし、体を前に倒します

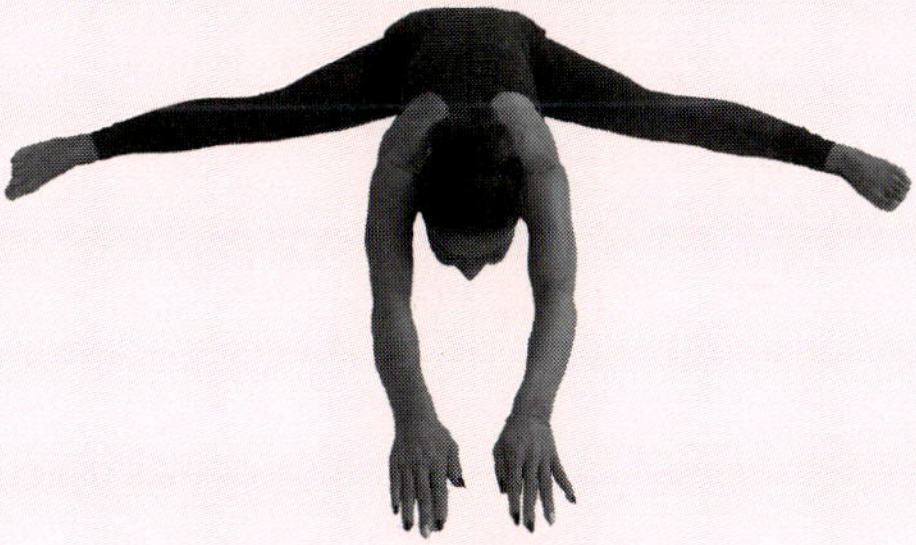

2 右に体を倒し、左手で右脚のつま先をつかむように側屈します

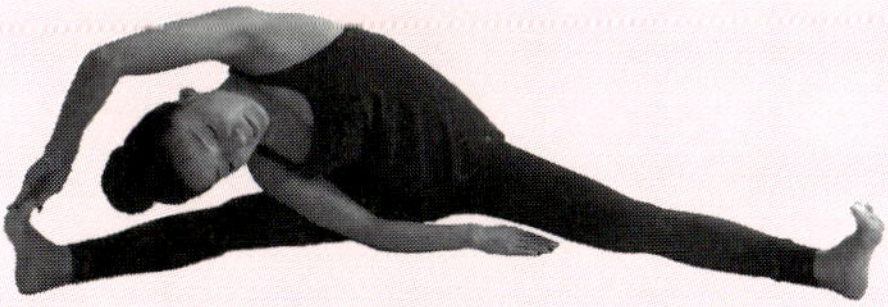

3 左に体を倒し、右手で左脚のつま先をつかむように側屈します

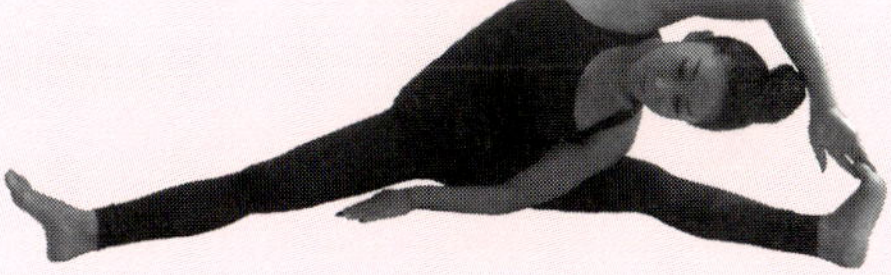

【症状】鬱病、落ち込み、イライラ

最近、40～50代の女性の鬱病が多いそうです。

子育てから解放された喪失感とか、更年期にさしかかっての身体の変化が要因であると言われています。また、脳内物質のセロトニンが足りないからだと医者は言います。

そういった目に見えない難しい問題ではなく、私は基本的に３Ｋがないから鬱病になるのだと思います。

その３Ｋというのは、「きつい、汚い、危険」の３Ｋではなく、私が今まで鬱病の人を観察して感じた、そういう人たちに共通した心の傾向の３Ｋのことです。

簡単に言うと、鬱病として自ら薬（抗鬱剤）を受け入れる人は次のような人が多いです。

1、希望がない

2、感謝がない
3、感動がない

希望は夢です。自分の将来を空想する力。
感謝は自分がこの世の中で生きていることに対する感謝の心。他人に対する感謝の心。食べ物に対する感謝の心。
感動は他と繋がる経験。
こういったものが鬱病の人たちには欠けています。

私が知る限り、鬱の人のほとんどは、心から「ありがとうございました」と人に頭を下げません。食事の時に、「いただきます」、「ごちそうさまでした」とも言いません。鬱の人は、他人に対しても、そして、食べ物に対しても感謝の念が普段からないように見えます。

鬱の人が、他人に心から「ありがとうございました」と、言えるようになれば良くなると私は経験的に考えています。

と少々きついことを申し上げましたが、「はじめに」でも述べたように、鬱や気分の落ち込み、イライラというのは、女性の骨盤の左右差というものが大きな要因となっています。

右腸骨の緊張なのです。

そのため、体の右側にエネルギーの過剰な状態があるから、そういった心の状態になってしまうとも言えるのです。

左右差の少ない体の状態を体操によって再構築することは、こういった症状の女性には絶対に必要になってきます。

繰り返しますが、**体が変われば心も変わるものです**。**後ろで手を組む体操（100ページ）および左右開脚体操（109ページ）を行なうと、体が開いて気分が明るくなる**ので行なってみてください。

また、第5章で紹介する結跏趺坐もやっている間は感じにくいですが、終えた後に足が軽くなり気持ちも変化するので並行して行なってみてください。

〔症状〕糖尿病と慢性関節リウマチ

糖尿病というのは男性に多いものですが、近年、女性にも増えてきています。甘い物を多く食べるから糖尿病になるとされていますが、女性の糖尿病というのは、違う側面があります。

糖尿病の体の特徴は、肝臓系の右の背中の硬直が腰まで続いていて骨盤の動きがなくなっていることです。つまり、腎臓・肝臓の疲労が元で骨盤全体を硬直させている形です。骨盤が硬ければ体全体が硬くなるわけですが、男性の骨盤は前述したようにひとつのボックスですので、食べ過ぎ、飲み過ぎ、精神疲労は、直接に体全体を硬くしてゆきます。

本来、仙骨と腸骨で3つの動きがある女性が糖尿病になるということは、パーセンテージ的には男性より低いはずですが、糖尿病の女性の骨盤というのは、男性の骨盤と似た形になっていると言えるわけです。

つまり、**女性の糖尿病というのは、女性が男性化している形**と言えます。

腎臓にはその人の性の世界があります。

その性の世界がいつの間にか、その女性の体から切り離されたとき、腎臓の疲れは仙腸関節を硬直させてゆきます。そして、骨盤が男性と同じようにひとつのボックスになってしまうのです。

本来は、女性の骨盤はたとえ閉経してもひとつのボックスにはなりません。閉経しても少なからず仙腸関節は動いています。

それがひとつのボックスとなってしまう原因は、社会からの自分への目線、家庭での夫からの対処のされ方、姑、舅との関係性等、様々な要素があるでしょう。

そして女性は、自分が女であるという実感がなくなって、しかも、食べ過ぎ、運動不足によって糖尿病に移行してゆきます。

つまり、女性の糖尿病というのは、太っているからとか甘い物を食べるからという、ただそれだけの理由でなるのではなく、本質的には、その女性が女性としての喜びや女性としての快感、女性本来の体の持つ精神世界を感じられなくなって起きるものなのです。

女を捨てると女は糖尿病になるのです。

ですから、**女性はいつまでも自分が女であるという世界を手放してはいけない**のです。

糖尿病には独特な性格というものがあって、糖尿病の人は非常にわがままです。大概、他人の言うことを聞きません。

糖尿病の男性は特にそうです。

男性にとって女性というのは母親がその根本にあり、いつも甘えていられる存在（母親）が男にとっての女であるという心理的なものがあります。

多かれ少なかれ男は基本的にマザコンですが、成人して社会に出てそれなりの経験を積めば少しずつ変わって自立してゆくものです。

しかし、そうはいかないで、いつまでも精神的マザコンの男性がいます。実はそれが糖尿病の男性です。

自分の母親はセックスの対象にはできませんから、そのうち奥さんもセックスの対象ではなくなってきます。奥さんが出かけるとき、「ボクのご飯はどうするの?」と聞いてきたり、自分の奥さんを、「お母さん」、とか、「ママ」とか呼ぶ旦那がいますが、その傾向なのです。

そのため、糖尿病の旦那を抱えた奥さんはとても大変です。

わがままでいつまでも自立できない中年男の面倒をみていれば、その奥さんのストレスは尋常ではなくなります。そうやって体を崩してゆく女性もいます。

同じことは慢性関節リウマチにも言えます。

しかし、慢性関節リウマチの女性は糖尿病の女性のように性欲が食欲に変わったようには食に走りません。そこが一番違う点と言えましょう。

体は糖尿病の女性ほど硬くはありません。

ただ、共通して言えることは、腎臓（卵巣）が疲れていて、背中が丸くなり、骨盤も硬くなり、体全体の萎縮傾向があるのです。

慢性関節リウマチの女性は、ストレスと向き合うことを拒否します。

旦那や姑に対して、または、実の親に対して、本当は猛烈なストレスを抱えているにもかかわらず、自分はいつも「旦那のため」「姑のため」「親のため」に身を挺していることが自分の正しい姿、美しい姿であると自分に言い聞かせているのです。そういう呪縛から逃げられないのです。

しかしながら、心の奥底の本心は違いますので体が反逆しているのです。

また、そういう関係では心からのコミュニケーションもありません。そういったストレス環境で、自分が女性であるという幸せを感じられるわけがありません。

糖尿病や慢性関節リウマチの女性は、共通してとても頑固です。

一見そうは見えない方でも、芯の部分はとても頑なな方が多いです。そのような方は、自分の本当の心の部分を隠しているのですから、そのところを指摘されると、人が変わったように激怒します。

だからそのような病気になるとも言えるのですが、本人は一番触れてほしくない部分ですので耳をふさいでしまいます。

その女性が頑固にならざるを得ない理由は話を聞けば分からなくもなく、少なからず同情します。

その**触れられたくない部分を自覚できれば、その女性はリウマチや糖尿病から離れられる**と思います。

糖尿病や慢性関節リウマチの人は、痛み止めの薬やステロイドを多量に服用します。そういう体はもはや良くはなりません。

また、多くの場合、性格が頑固ですから、他人が何を言っても心からは聞く耳を持ちません。そのため、私は糖尿病と慢性関節リウマチの人は男女とも整体指導を一切お断りしています。

ただ、本書を手に取られた方でもし改善されたいという方がいらっしゃるのでしたら、**糖尿病の場合は、69ページでご紹介した正座体操をおすすめします。**

糖尿病の方は最初は正座もできないでしょう。太ももの前が全体的に硬直しているのですが、やはり、右脚太もも前の付け根に硬直の元があって、そこに糖尿病の体を変えるポイントがあります。

体操を毎日できる範囲で行なっていけば体は少しずつ整っていくはずなので試してみてください。

また、**リウマチの方にはカエル脚体操（106ページ）がおすすめ**です。

【症状】女性の癌（乳癌・子宮癌等）

女性の癌というのはホルモン系のアンバランスが引き金となって体がゆがみ、腎臓・肝臓の機能低下が起きた結果であるというのが私の見方です。

「ゆがみは「臍と胸骨の向き」にも表れる」（55ページ）でも述べましたが、癌というのは胸骨（胸腺）がうまい具合に動いていれば、ならないものなのです。

胸骨の動きは頸椎7番・胸椎1番の弾力であり、肩胛骨の弾力です。そのため、**「後ろで手を組む体操」（100ページ）が、その予防体操になります。また、側屈の体操（71ページ）も並行して行なうと良いでしょう。**

後ろで手を組む体操をしたときに、右手を下、左手を上から回す方が、手を逆にしたときよりも圧倒的にやりづらい人が多いのは、右の肩が前に入る捻れの傾向があるためです。

五十肩でも同じですが、背中が反れなくなって脇腹が縮むから腕が上がらなくなるのです。また、後ろに手が回らなくなるのです。

乳癌の女性の場合、右鎖骨の状況に特徴があります。この件については第5章で詳しく述べます。

子宮癌等の骨盤内の癌の人は仙腸関節のゆがみがありますので、普段から、前後開脚（特に右脚後ろの前後開脚）や左右開脚、カエル脚体操を行なうのが良いでしょう。また、第5章で紹介する結跏趺坐も効果的なので並行して行なってください。

そして、**一番大事なことは、自分のストレスの原因は何かということを目の前に出しておくこと**です。

旦那が何を言っても変わらないのがストレスなら離婚を考えるとか、仕事がストレスであったら転職するとか、心の中にストレスをしまい込まないことです。

100点満点の人間はいません。100点満点の人生などありません。**あるのはただ自分らしい生き方です。見栄や外聞にとらわれた生活など楽しくもありません。自分らしい生き方に舵を切らなければいけません。**

また、鎖骨の近位端の骨頭と、腸骨の上前腸骨棘の左右差が、捻れの大きな指標になると前述しましたが、そのグレードを示す場所がお腹に出てきます。

5、6年前の話ですが、15、16年前に整体指導に来ていた女性から、肝臓癌が検査で見つかり、右の腰と背中に激痛が走るのだがなんとかならないかという電話がありました。

彼女は、癌が2、3か月前に見つかって以来、病院へ行かずに頑張っていました。当時、50代後半の主婦で、以前はバレエを習っていて、細身で体の非常に柔らかい方でした。

しかしながら、来所されて体を見ると、やはり、太ももの前が硬いのです。しかも、極端に右脚が硬直しています。以前はこんなに硬くはなかったはずなのです。背中と腰にかけて、体の右側は石のように硬くなっています。お腹のある部分にも石のような塊があります。

この塊は、胸骨の捻れと仙腸関節のゆがみがミックスすると表れると考えられます。つまり、この場所に硬結が表れるというのは、腎臓・肝臓が疲労していて、胸骨が硬直を起こし仙骨もゆがんできて、ホルモン系と免疫系の働きが鈍っていることを表しています。A は右の肋骨の下（右季肋部下部）、B は左の肋骨の下（左季肋部下部）と示した場所です。硬結が表れるのは次ページの図の A、B と示した場所です。

ここは、腎穴点の硬直度合いも連動して表れる場所です。

Ａは肝硬変、Ｂは心肥大でも硬結が出てきますが、本当の癌と言われる場合、この部分に硬い硬結が出ます。それも触っても石のように動かない硬結です。

押さえて動く硬結であれば私は癌ではないと思いますが、動かない硬結であれば、体が癌のレベルに入ってしまったと判断します。そうなったら回復は難しいです。

抗癌剤を入れると、この部分の硬結がさらに大きくなったりするので、私は抗癌剤を入れている人は見ないことにしています。

彼女の硬結を見て本当の癌だと思いましたが、こういうときは、あまり栄養を摂らずに、トマトやキュウリやセロリみたいなものを食べて様子を見た方が良いですよ、としか言えません。

キュウリやトマトで一日過ごすと確かに楽だと彼女は仰っていました。背中の右と仙腸関節の右側を押さ

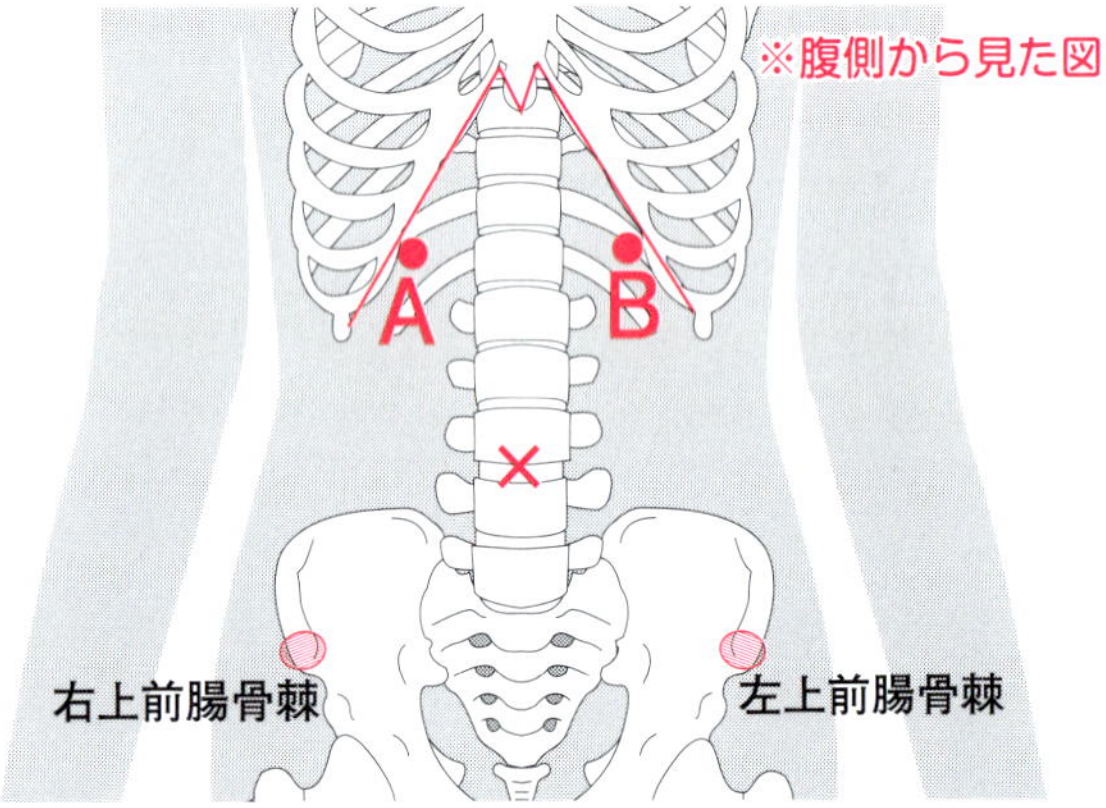

えると、多少痛みは和らぐようでした。

そして、体操を無理しない範囲でやるようにすすめました。特に右脚の伸びです。

しかし、ある日の夜中、背中の痛みに耐えきれずに救急車を呼んで入院。病院で点滴を受けて数日後に下血が起き、入院後2週間であっけなく亡くなってしまいました。

しなやかな体の持ち主の彼女に何があったのでしょう。

それは、やはり、彼女にしか分からないストレスが発端だったと私は思います。

他人には言えないもの。それは、彼女が亡くなってから、ある人から聞いたことで分かりました。

食を変えても、いつもと同じストレスフルな日常があれば、腎臓・肝臓は休まりません。気丈夫な女性ほど頑張ります。自分を捨てて頑張ります。いや、頑張り過ぎます。その**頑張り過ぎが自分の体を壊すことになることを自覚できなかった**のです。

そして、塊が表れた場所はその人の本当の心の世界が表れる場所でもあります。

右のAに硬結が出ている場合は、その人の心の状態が、怒りの傾向が強く、左のBに硬結が出ている場合は、悲しみの傾向が強いのです。

特に女性の場合は、肝臓癌と診断されても、AではなくBに硬結が出ている場合があります。癌であればどんな癌でも肝機能は低下しますので、たとえBに硬結が出ていても、医者は肝臓癌だと診断するかもしれませんが、そういう場合は、ホルモン系統の問題が先にある癌もどきなのです。つまり、左にある場合は、腎臓の働きを作ってゆけば回復が見込めるのではないかと思います。

腎臓は女性の場合、ホルモン系としての性格が強いのです。

例えば、旦那との相性が徐々に合わなくなって、性的なコミュニケーションもなくなってしまった女性が、突然、乳癌や子宮癌になってしまうケースがあります。そういうのは悲しい心の状態なのです。

しかしながら、右側Aに動かない硬結が出ているのは厄介です。

本当の癌だと私は判断します。それは怒りの傾向です。心の中に燃えたぎるマグマのような怒り。それはやがて、癌の塊となって自らの体に反乱を起こすのでしょう。怒り耐え忍ぶ女性特有の心の状態の臨界点です。

先ほどの肝臓癌の女性は右にありました。燃えたぎる怒りの塊です。

もともと癌というのは、頭の緊張（ストレス）と深い関係があると私は思います。癌は石のようなもの。発散分散できない石です。

大腸癌や肝臓癌は頭の問題と特に深い関係があります。

癌と言われたら、体に栄養を入れて治そうと考えずに、捨て去るにはどうしたら良いかを考え実践するのが良いと私は考えます。癌患者に栄養価の高い点滴を投与すると癌は急激に大きくなり死期を早めることも実際多いのです。

気持ちも心も今までの状態を捨て去り、体に対しても解毒させるための食物を摂る。つまり、今までの生活の中で「捨て去る」ことを怠ったために、それが癌という石になってしまったのだと私は思います。

自分と戦うのではなく、捨て去る。自分の体の中で反乱している本当の原因を見つめ直す。そういった道に方向転換することが必要なのです。

また、体が捻れると免疫系が弱くなりますが、そもそも基本的に人の体に備わっていて免疫系の強化に関わっている物質があります。自然治癒力などと言う前に、実際に目で見て手にできるものです。それは、唾液《つば》です。

唾液の成分が人の免疫系や消化作用に関係していることは西洋医学でも証明されています。よだれがいっぱい出る赤ん坊は元気です。風邪を引きやすい人は唾があまり出ない人です。また、唾液というのは緊張すると出なくなります。老人は正月に餅を喉に詰まらせる。これも唾液が出ないから。体が硬直してくると唾液が出なくなります。

強い薬を飲んでいる人も唾液が出ません。味がよく分からないと言う人も唾液が出ない人。風邪で朝起きて喉が痛いとき、これも唾液が出ないときです。

唾液の出る出ないは、腎臓・肝臓の疲労度とも関係します。例えば、お酒を飲み過ぎた翌朝は口の中が渇いて唾液が出ません。

しかしながら、やはり、肩胛骨と胸骨の動きを支配している頸椎7番・胸椎1番の弾力に大きく関係しているのです。頭の緊張と唾液の出る出ないは関係しています。胃癌の人も唾液が出にくいのです。ピロリ菌ではなく唾液の出る出ないの問題です。

唾液がよく出る体は若くてみずみずしい強い体と言えるのです。

数年前、男性なのですが、30代のクライアントで、喉の唾液腺に石が詰まっていた人がいました。その方はまだ若いのに会社経営を引き継いで、話を聞くと、とても普通の人だったら経験できないくらいの苦労があったようでした。

しかし、最初は私は唾液腺に石があるとは聞いていませんでした。

その人は首の右側がいつも硬直していて（専門的には頸椎2番の右）、左の腰下がりと上部胸椎の右側の硬直が顕著な体でした。やはり、ストレス過多で少々捻れているのです。

そこで、いつも来るたびに肩胛骨の動きと首の右側の硬直、そして、背中の腎臓・肝臓の連動するラインの状態をチェックします。

月に1度くらいの割合で来所していたのですが、ある日思い出したように言うのです。

「あれ！　先生に言いませんでしたっけ。石が口から出てきたこと？」

あまりに疲れてくると喉が痛むので、ある日、病院で唾液腺に詰まっている石を取る手術の予約をしたそうですが、その手術の2日前に、電車に乗っていて口からペロッとその石が突然飛び出してきたというのです。

医者に見せたところ、そんなことは珍しいと言われたとか。口の中に裂傷はあるものの、縫いもせず何も処置しないでOKだったそうです。

「へ〜」ということで、その石の写真を見せてもらいました。拳銃の弾くらいあるでしょうか、2センチくらいの白いものでした。捨てないで彼は大事にしているそうです。それからは唾液がよく出るようになったと言っていました。


腎臓・肝臓→頭の疲れ→ストレス→頸椎2番の右（唾液腺の急所）→唾液が出ない→石ができる

こういった連動が彼の体に起きていたのです。胆石や尿道（管）結石等、体の中に石ができるのには、このような体の傾向が多いです。

コラム③ 人体はフラクタル

フラクタル幾何学というのは、フランスの数学者、ブノワ・マンデルブロによって創作された理論です。

彼は、海岸線のひび割れの形、樹木の枝分かれなどに見られる複雑な図形を数学的に理論化しました。

フラクタルというものを私なりに解釈すると、「この自然界は、一見、無秩序に存在しているかのようであるが、すべて全体と部分は自己相似形であり、その秩序の中に成り立っている」、というものです。

例えば、樹木は、葉という部分を見ると枝分かれしたような文様があり、その樹木全体を見ているかのような相似形があります。

つまり、樹木という大きな形の個体は、サイズの小さな枝葉という相似形の個から成り立っています。

個は全体の相似形であり、全体は相似形の個の集合体なのです。

彼の数学的理論はさておいて、そのように考えれば、人のDNAもフラクタルです。螺旋構造をもつDNAは、その螺旋構造が、さらに大きな螺旋構造を作り人体という全体になっていると考えられます。

樹木は、その形を見て自己相似形の集合体であるということは簡単に「そうだ」とうなずけますが、人の体の外観を見て、それが螺旋構造のDNAという個の自己相似形であると判断するのはなかなか難しいと思います。

しかし、人の体というものは、この世界で生きてゆくために、形として、頭を作り、胴体を作り、手足を作ったに過ぎなく、体の存在要素の奥底には螺旋状の個のフラクタルがあるのではないでしょうか。

形として見るのではなく、その存在として人の体を見ると、人の体は、全体と部分はひとつのものなのです。

また、心は体のフラクタルであり、その自己相似形が崩れたときに不調が生まれるのです。

癌細胞は自己のフラクタルであり、個の捻れなのです。癌細胞というのは自己のフラクタルではあるが、個で見ると非フラクタルです。非フラクタルだからこそ全体のフラクタルを壊すと言えるのです。

人の心が崩れるとき、人の体のフラクタルは崩れます。

自己と他者とは、また、フラクタルで結びついているはずです。

他者を非難、または、拒否し自己に閉塞することで、いつしか人の体は病気という非フラクタルを作ってしまうと思うのです。

第4章

膝とつま先を同一方向にするために

1・ゆがみが体に染み込む前に対処する

「右脚太もも前の付け根」を正せば、女性の体は変わる。

生活様式の変化やストレスの増加などにより、現代人はゆがみがいつの間にか体に染み込んでしまっています。これを予防するためには右脚太もも前の付け根に対する体操が有効です。本章では、この「右脚太もも前の付け根に対する体操」をご紹介いたします。

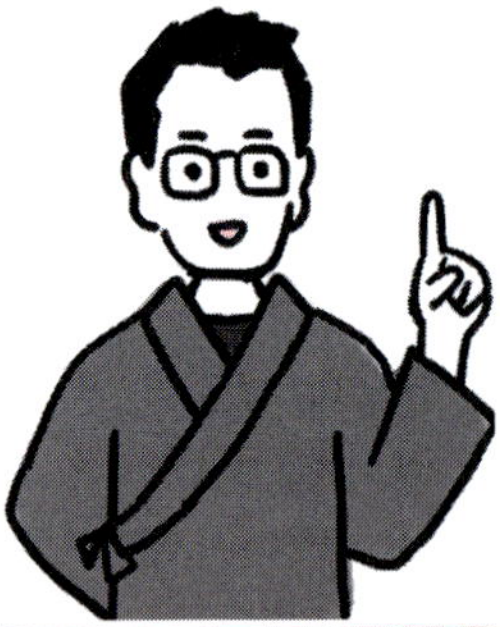

◆体にゆがみが染み込む前に予防する

前著『ゆがみを直す整体学』では、体操（FPM体操）を数多く載せています。

体操なんてやったことがない人、体を動かすのが苦手な人、体の硬い人からは、「こんなのできません」「たくさんあり過ぎて何からやれば良いのか分かりません」とよく言われました。

繰り返しますが、体操のポーズができれば健康というのではありません。前述してきたように、その人の抱えているストレス、性エネルギーの不具合、食事の量や内容、様々な要素がその人の体を作って体をゆがめてゆきます。

そういったその人の精神的な内面は、他人が横から口出しして変えられるものではありません。それは承知です。その人が一番良いと思う生活環境に移行したり、人間関係を整理したり、仕事を変えたりしなければ、そういった問題はなかなか変えることは難しいのは事実です。

しかし、体にいつの間にか染み込む〈体のゆがみ〉は、突然、不調・病気という形となり自分の体に表れます。そうなってからでは遅いのです。ですから**できれば体操をして、染み込んでしまう前にゆがみを予防していただきたい**と私は思っています。

前章では症状別の体操について簡単に触れましたが、特に固定の症状はないものの日々不調を感じているという方や、いろいろな体操をするのは面倒だという方は、今回初めて公開する人の体の構造的な重要ポイントの1点を知って、それをケアする体操を毎日行なえば、色々なストレスがあったにしても大きな体の問題には移行しないですむと思います。

そのポイントは、**「右脚太もも前の付け根」**です。

この「右脚太もも前の付け根」について、ここで整理してみましょう。

①体はゆがむとき、ロダンの考える人のように左にゆがむ右脚が重要というのは、肝臓の疲労に伴う右の腸骨の硬直が元であるから。それが右脚太もも前の付け根を硬直させる。これが元で、仙腸関節が硬直し、体の左側にも痛みや症状が表れる

②仙腸関節を緩ませるポイントは「右脚太もも前の付け根」である

③「右脚太もも前の付け根」は腎臓・肝臓を緩ませるポイントでもある(女性は特に腎穴点も緩むポイントです)

④「右脚太もも前の付け根」は卵巣の動きに関係するポイントでもある

そして「右脚太もも前の付け根」は、序章の『膝とつま先の方向チェック』で行なっていただいたポーズの体操を行なうことによってケアすることができます。

『ゆがみを直す整体学』では、前後開脚の体操でも、単に「右脚の太ももの前を伸ばすことは重要」とだけ記載しました。前著は股関節と肩胛骨の連動性が体にはあり、左向きに体がゆがんでくることだけを主題に書きましたので、この「右脚太もも前の付け根」については深く説明していません。

そのため、本章では序章でご紹介したポーズで行なう体操をより詳しく解説いたします。

また、体操を始める前にこの2点を意識してください。

1・「右脚太もも前の付け根」にポイントがあることを意識する
2・体操は、筋膜を通じて内臓をマッサージしていると考えて行なう

ではさっそく始めましょう。

直角定規の体操・1

（膝とつま先の方向チェック　その１の意味）

体はまず、右脚太もも前の付け根が最初に硬直します。その影響で次は太ももの後ろが硬直し、女性の場合は最後に内股の硬直が生まれます。
そのため、必要な体操は、自分の脚の後ろの伸びを感じることです。それが下のようなポーズになります。

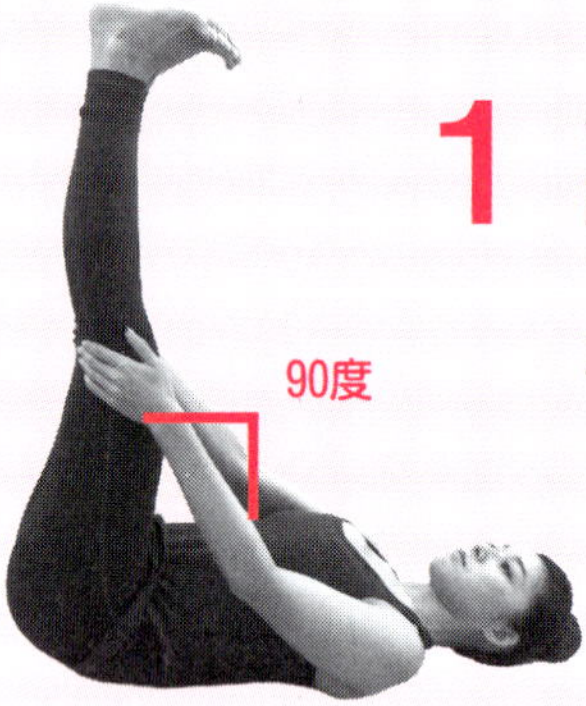

1 仰向けに寝て、両方の脚を天井方向に向けて体と脚の角度を90度にします

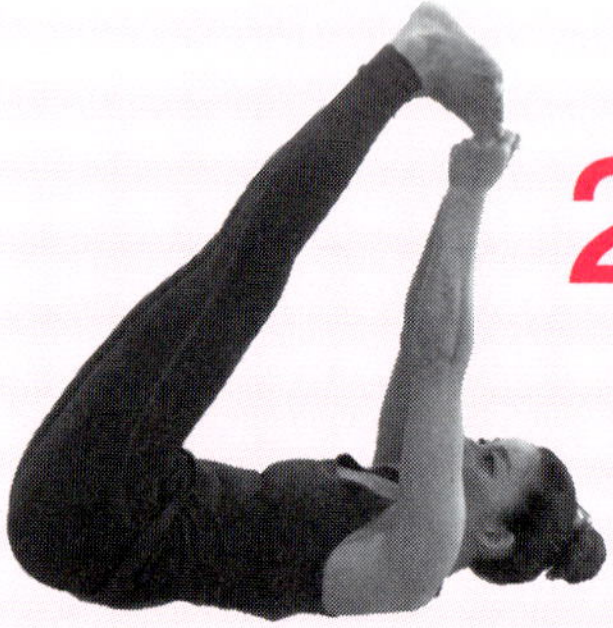

2 天井に向いたら、両足の指先、足首、もしくは膝後ろを両手でつかみます
可能なら足の指をつかんでください

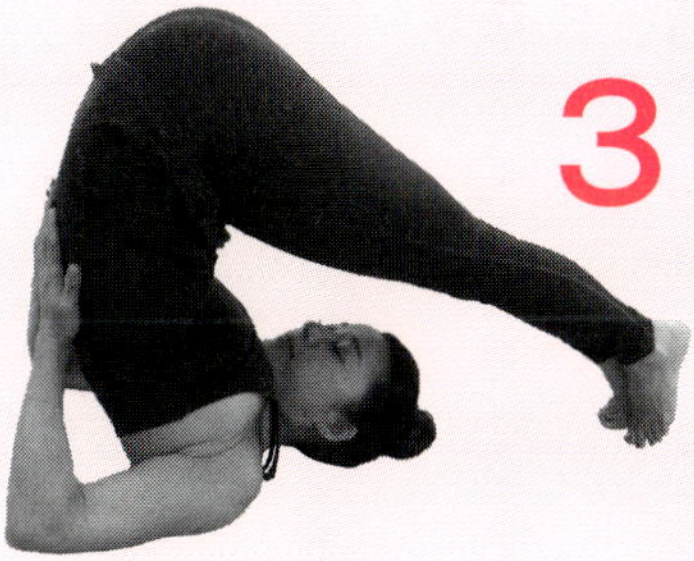

3 ゆっくりと、後ろでんぐり返りをするようにして足を床に着けます

4 脚を上に戻し、背中を接地させます

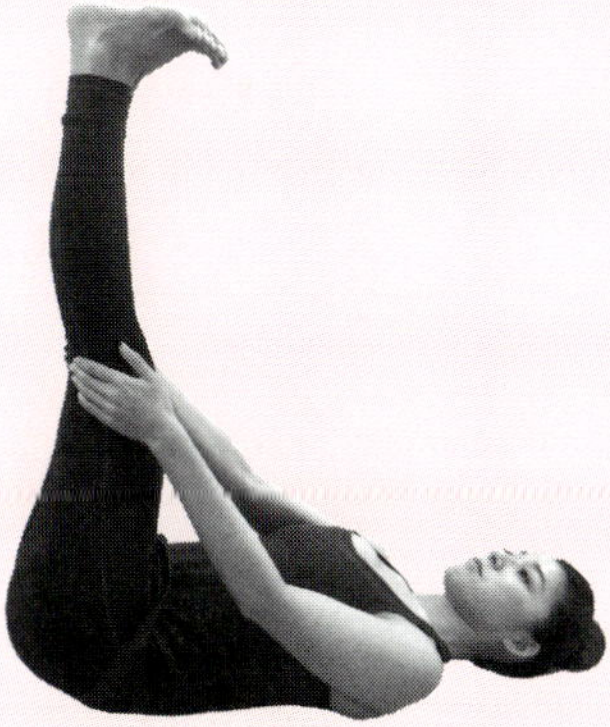

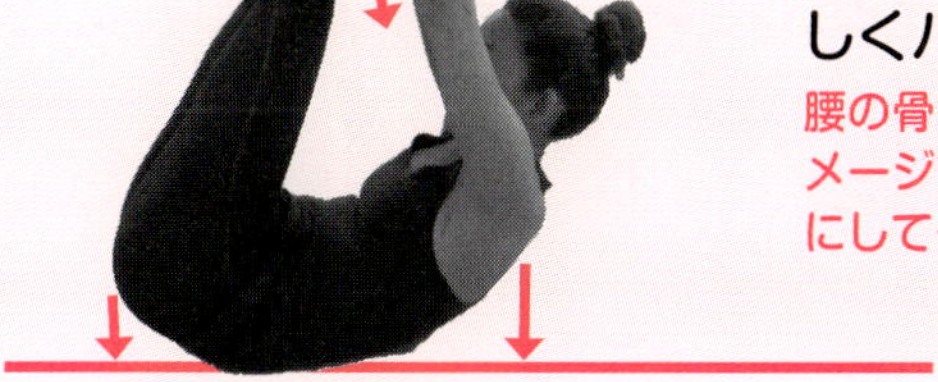

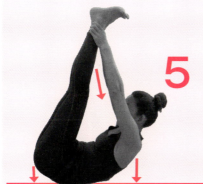

5 脚をつかみ、腰骨を床に押しつけるように、やさしくバウンドさせます

腰の骨をまっすぐに伸ばすイメージで床に押しつけるようにしてください

直角定規の体操・2

（膝とつま先の方向チェック　その１の変形）

直角定規の体操において膝のお皿とつま先の方向を意識すれば、以下のような体操になります。

1 **仰向けに寝て、まず、右足のつま先を、右膝を曲げた状態でつかみます**

右の太ももの前が自分のお腹に付くくらい膝を曲げます

POINT①

右膝のお皿が内側に入らないように気をつけてください

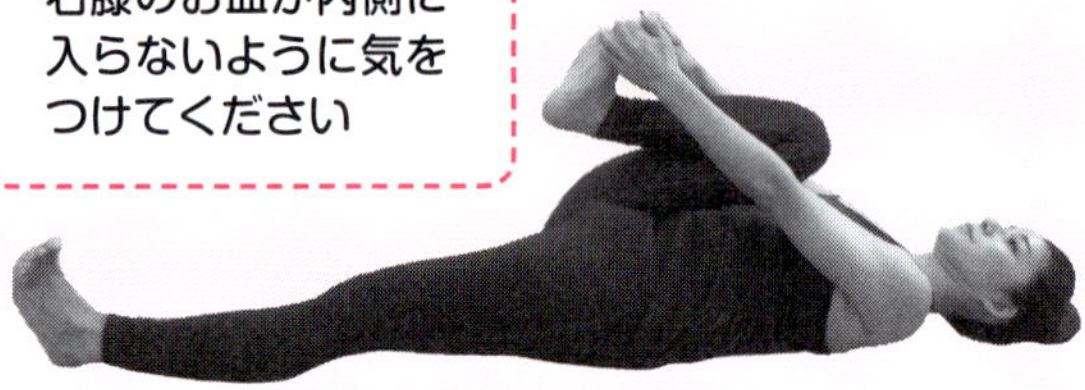

2 **右足のつま先を両手でつかんだまま、右脚を天井の方に伸ばしてゆきます**

右太ももの後ろの付け根を伸ばすイメージで行ないます

POINT②

膝がまっすぐ伸びなくても大丈夫です

膝が内側に入らないようにするのがポイントです

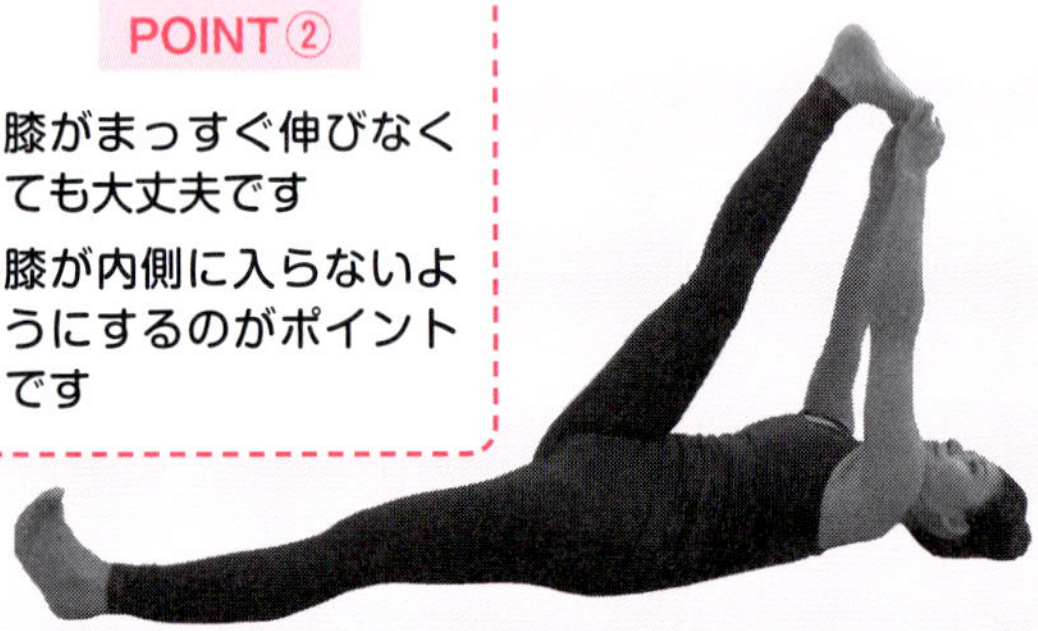

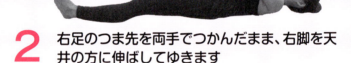

3 今度は左足のつま先を、左膝を曲げた状態でつかみます

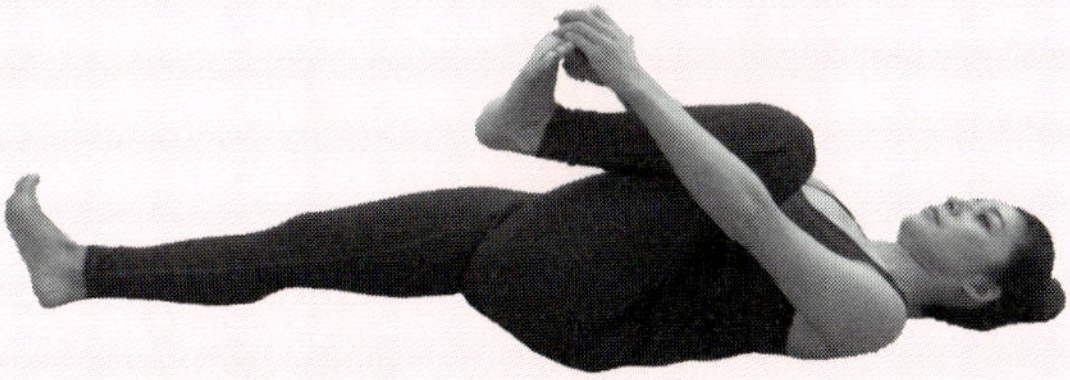

4 左足のつま先を両手でつかんだまま、左脚を天井の方へ伸ばしてゆきます

POINT ③

つま先と膝のお皿をまっすぐ同方向にすることを意識して行なってください

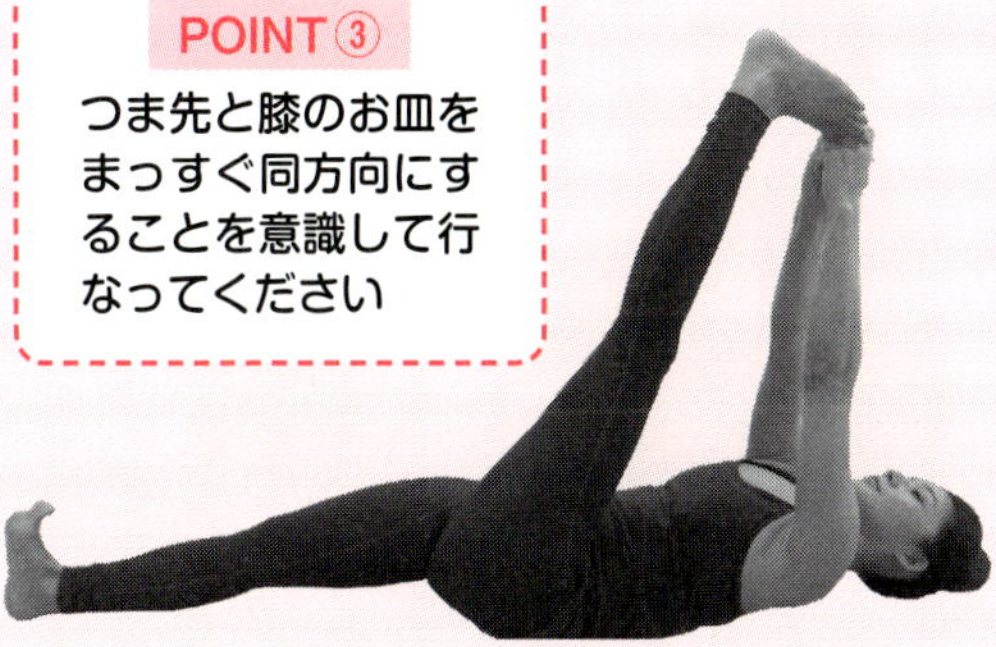

直角定規の体操はできたでしょうか?

前述したように、体は太ももの付け根の後ろが次第に硬直してゆきますので、そういう人は、このポーズを取ると膝が曲がってしまいます。

膝の皿の方向に注目してください。太ももの付け根が硬直している方は、腰と脚を直角定規のように90度にできません。

脚後ろ全体が硬いから膝が曲がってしまうのではなく、太ももの後ろの付け根が硬直していると肋骨が下がって脚後ろが伸びづらくなるから、膝が曲がってしまうのです。

また、ふくらはぎというのは、腰が下がって、太ももの後ろの付け根が硬直するに従って腫れてゆきます。

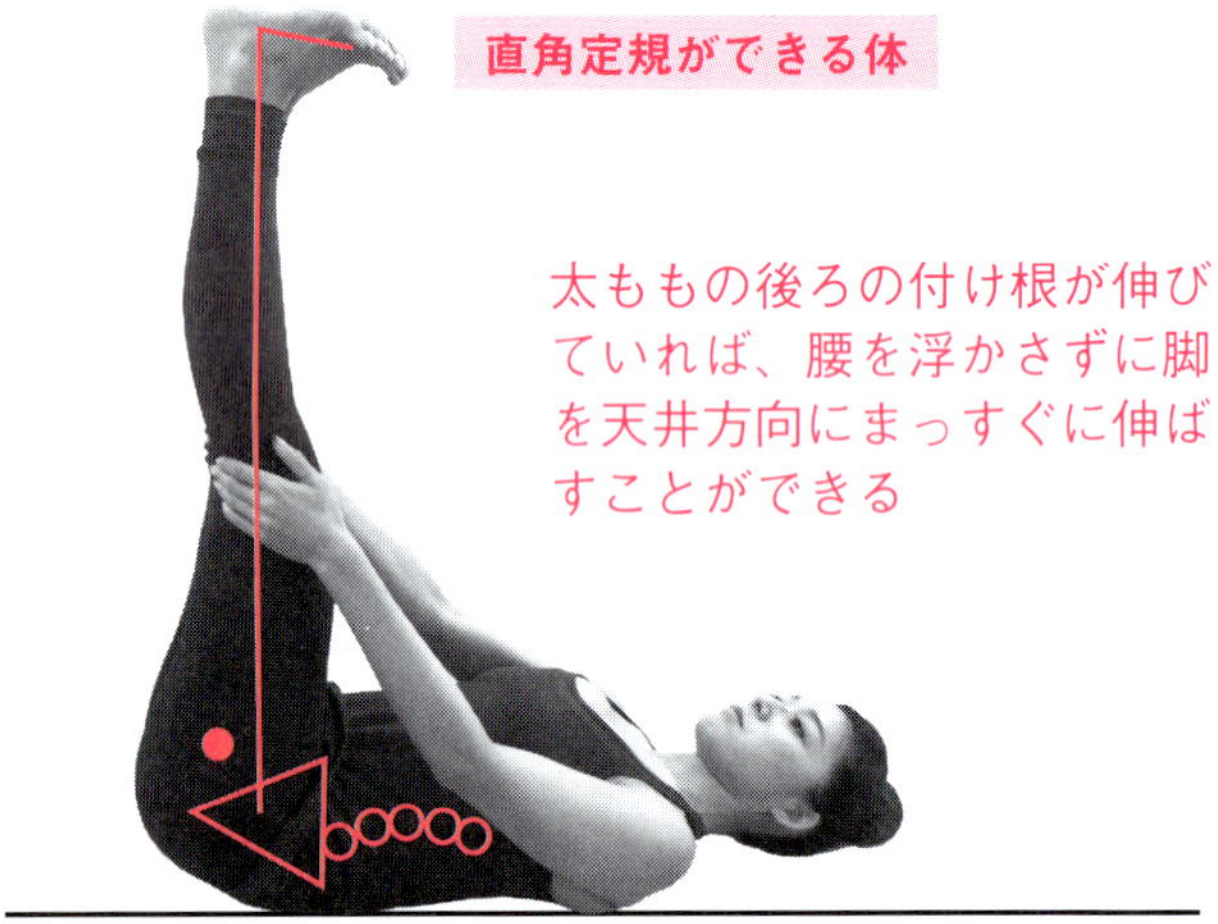
直角定規ができる体
太ももの後ろの付け根が伸びていれば、腰を浮かさずに脚を天井方向にまっすぐに伸ばすことができる

ふくらはぎを押さえると非常に痛いとか、夜中にふくらはぎが痙ってしまう〈こむら返り〉は、腎臓・肝臓が疲れて起きる現象です。

頻繁にこむら返りがある方は、食生活に注意し、腎臓・肝臓の疲労を取ってゆかねばなりません。

肝臓病の人は右脚のこむら返り、心臓病の人は左脚のこむら返りをよく起こします。

この体操で、まっすぐ脚が伸びて、膝が内側に入らなければ、こむら返りは解消されるでしょう。

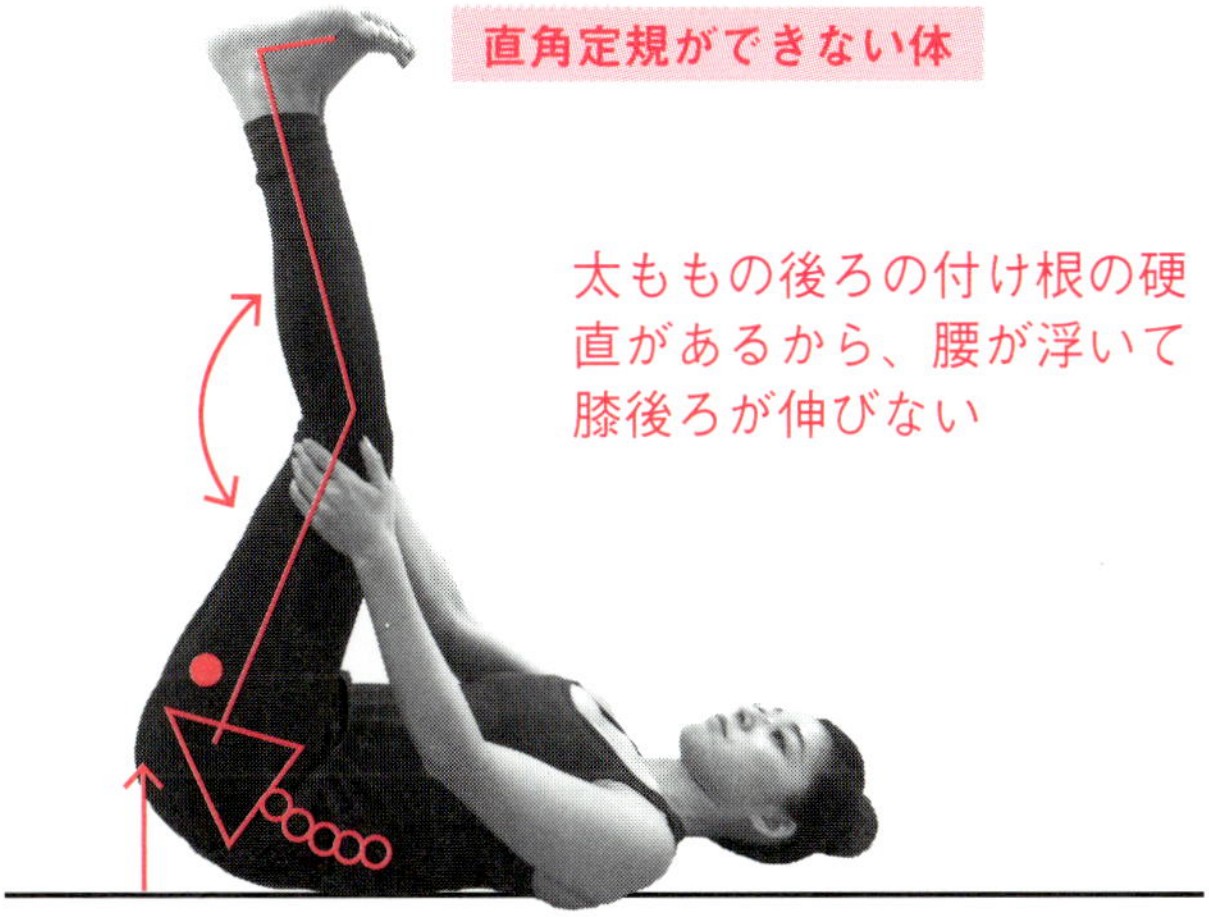
直角定規ができない体
太ももの後ろの付け根の硬直があるから、腰が浮いて膝後ろが伸びない

ハードル跳び越しの体操

（膝とつま先の方向チェック　その２の意味）

この体操で重要な点は、前に出した脚の膝の方向を確認することです。

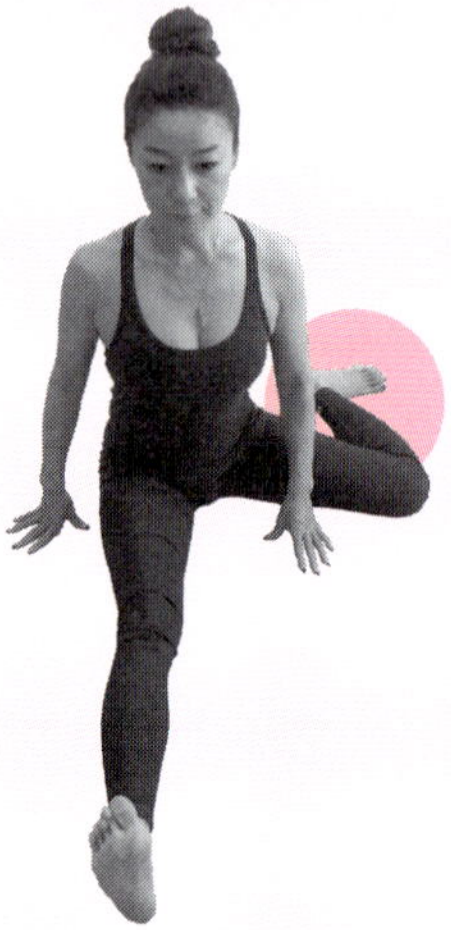

1 股が90度くらいになるように開脚し、右脚を前に伸ばし、左脚の膝を曲げます

ハードルを跳び越す際のような脚をつくるイメージです

POINT ①

前に出した脚の膝のお皿が内側に入らないように、脚をまっすぐに伸ばします

2 曲げた方の足首を曲げて、つま先を90度外側に向けます

3 そのまま股の間に前屈します

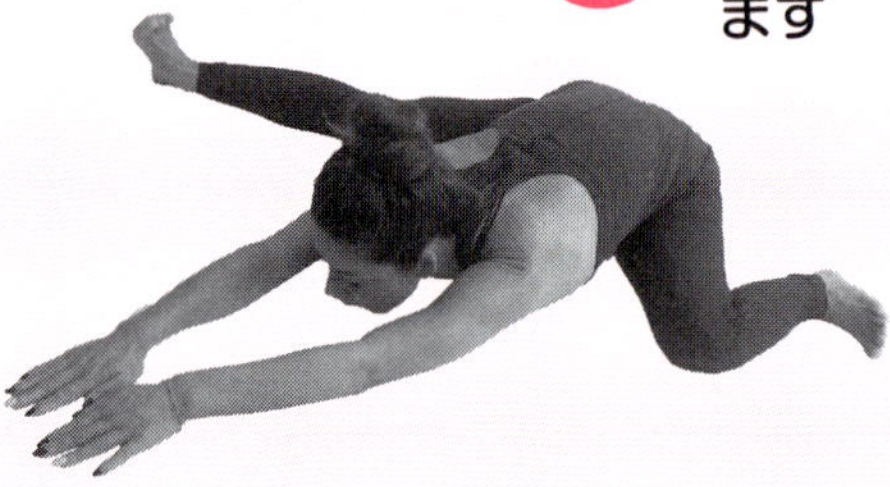

4 左右の脚を入れ替えて1．2と同様に行ないます

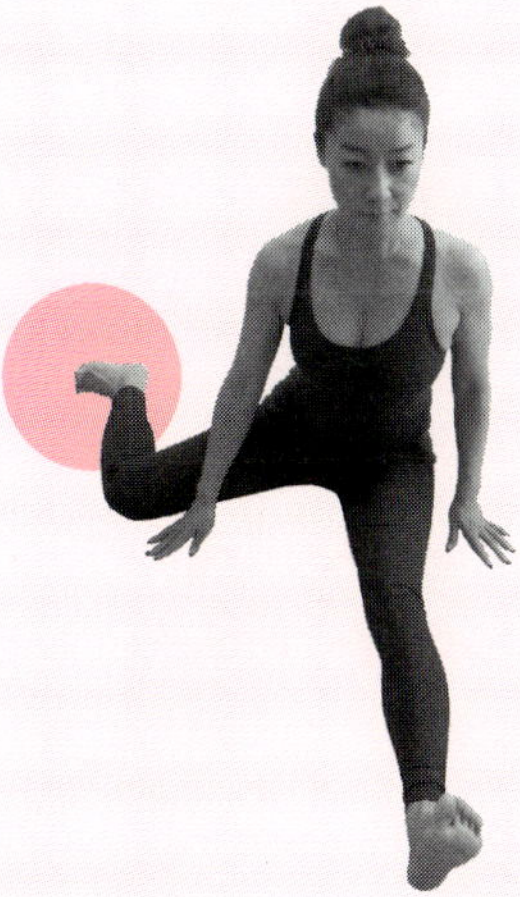

5 そのまま前屈します

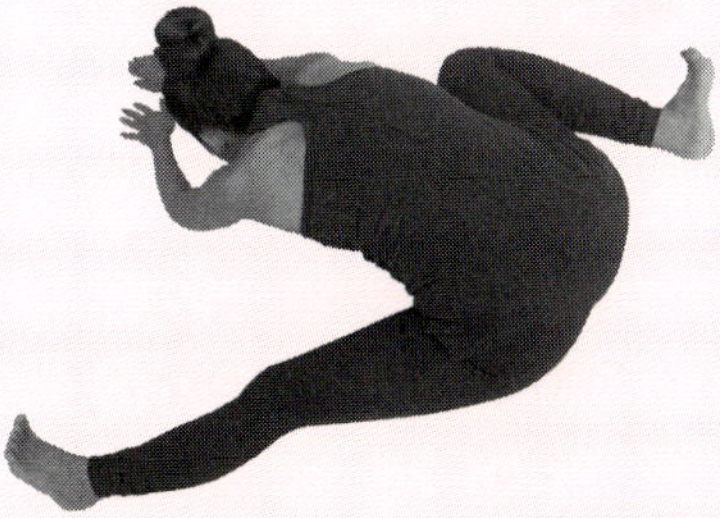

基本的に最初に右脚の前と後ろが硬直しますので、右脚を前に出した体勢で股の間に前屈してゆく方が、左脚を前に出して前屈してゆく体勢よりキツく感じられるはずです。

ハードル跳び越しの体操をやる際、脚を体の前に出した体勢(1と4のポーズ)で、下記のようになってしまう場合があります。

左脚前の際の膝

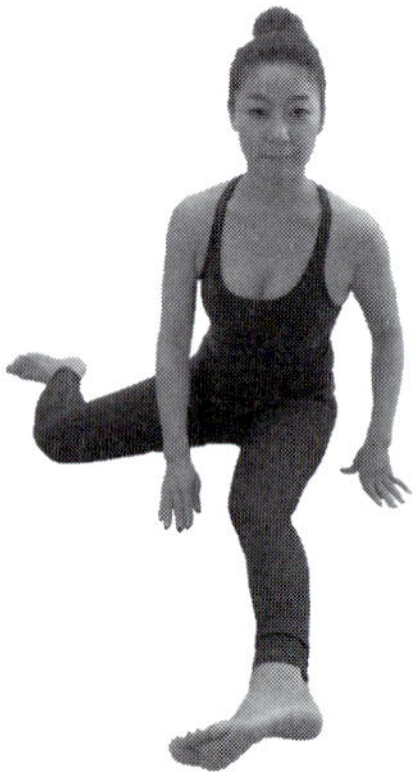

左脚を前に出して右の膝を曲げた体勢で、左の膝が内側に入る女性も多く見受けられます。

こういった場合は、やはり、右脚の方をよく使っていて、左脚が弱くなっています。

右脚前の際の膝・2

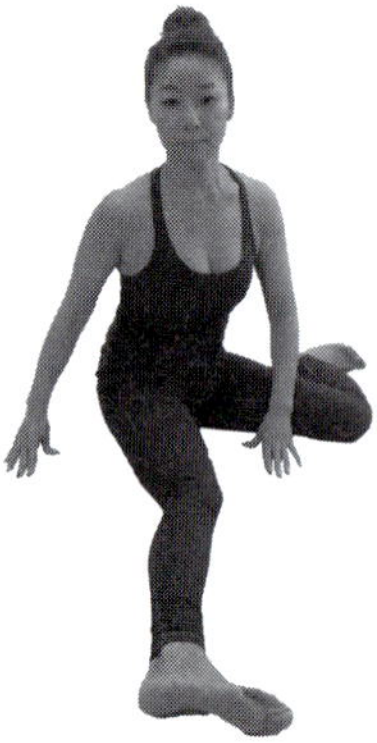

女性はこの体操のポーズを行なうと、左股関節は浮かないのですが、前に出した右脚の膝が内側に向いてしまいます(X脚のように)。

右脚前の際の膝・1

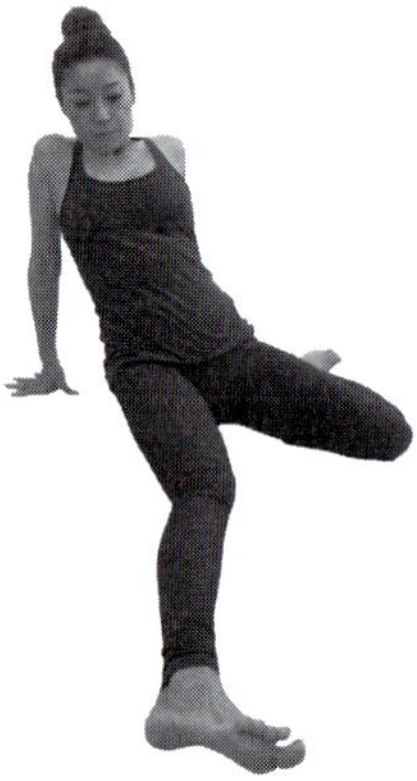

曲げた左脚の左股関節が硬く浮いてしまうのは、右脚の後ろが硬直しているためですが、これで体が右後ろに傾いてしまうのは男性によく見る形です。

もし脚が右ページのようになってしまうようでしたら、まっすぐ伸ばした方の脚の膝が内側に入らないように、つま先をまっすぐ天井に向けます。

それでも内側に入ってしまう人は、伸ばした脚を全体的に少し外側に広げましょう。

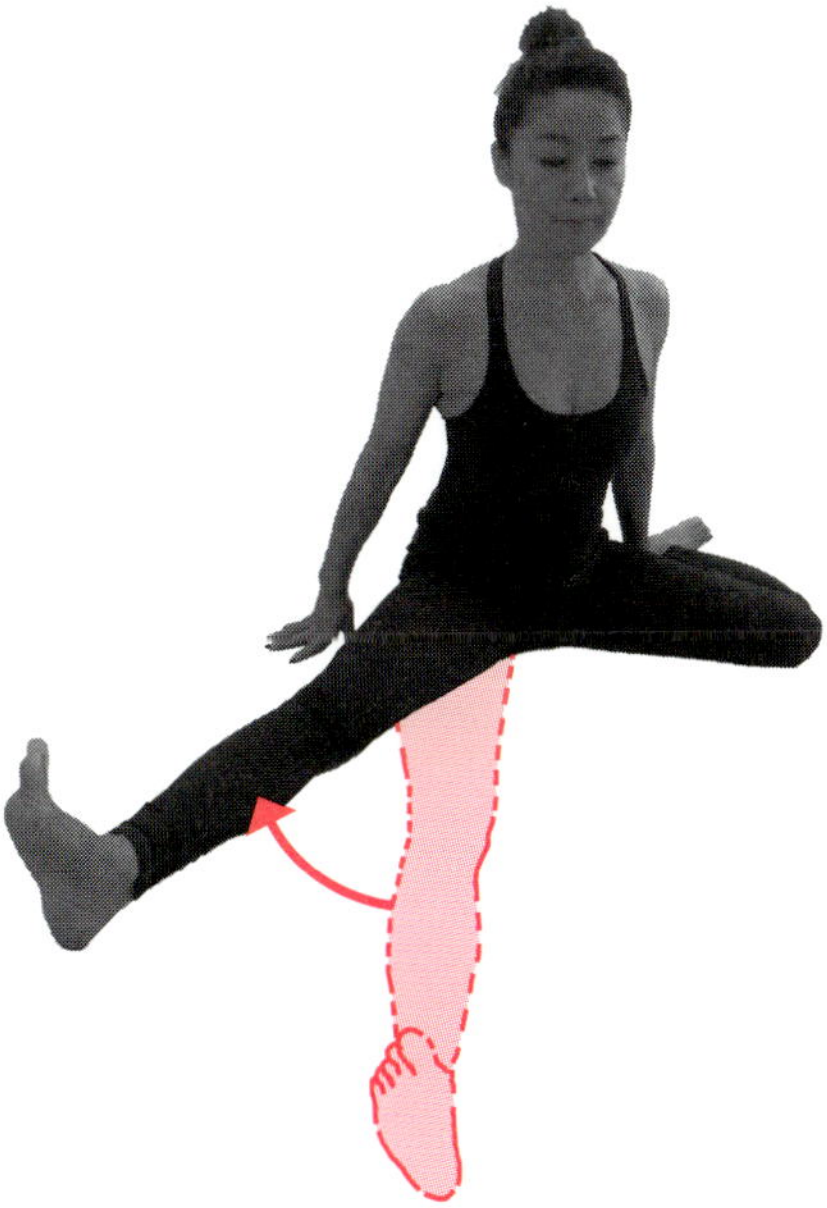

ハードル跳び越しの体操でも、膝のお皿が内側に向いてはダメです。それが整体体操の意味ですので、**単にポーズができてもその意味を感じ取っていないと無意味**だということがお分かりいただけると思います。

太ももの付け根回転体操

（膝とつま先の方向チェック　その3、4の複合的な体操とその意味）

この体操はチェックの3と4を併せたもので、太ももの前→太もも前の付け根のポイント→太ももの後ろを、動きながら改善してゆきます。しかも、反対側の脚の膝の方向を修正することが出来ます。

1　まず、左脚を曲げて右脚を後ろに伸ばします　このときには右足のつま先はまっすぐ後ろに伸ばしておきます

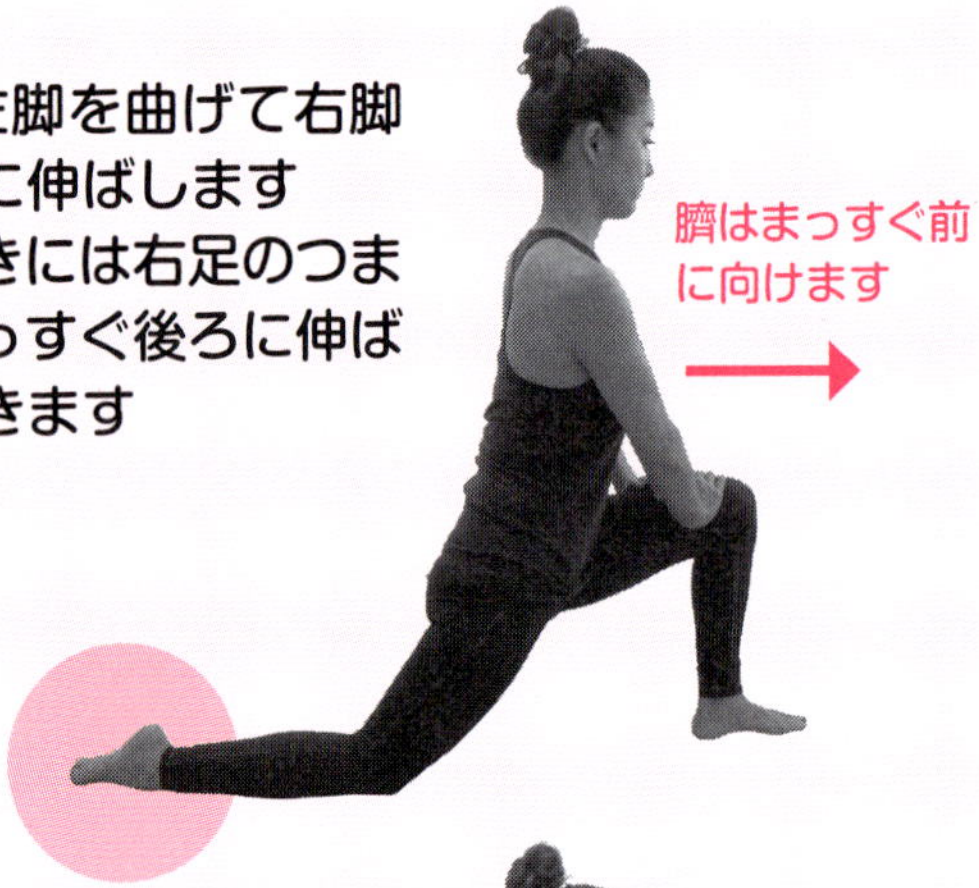

2　右足のつま先を外に向け土踏まずを床に着けます

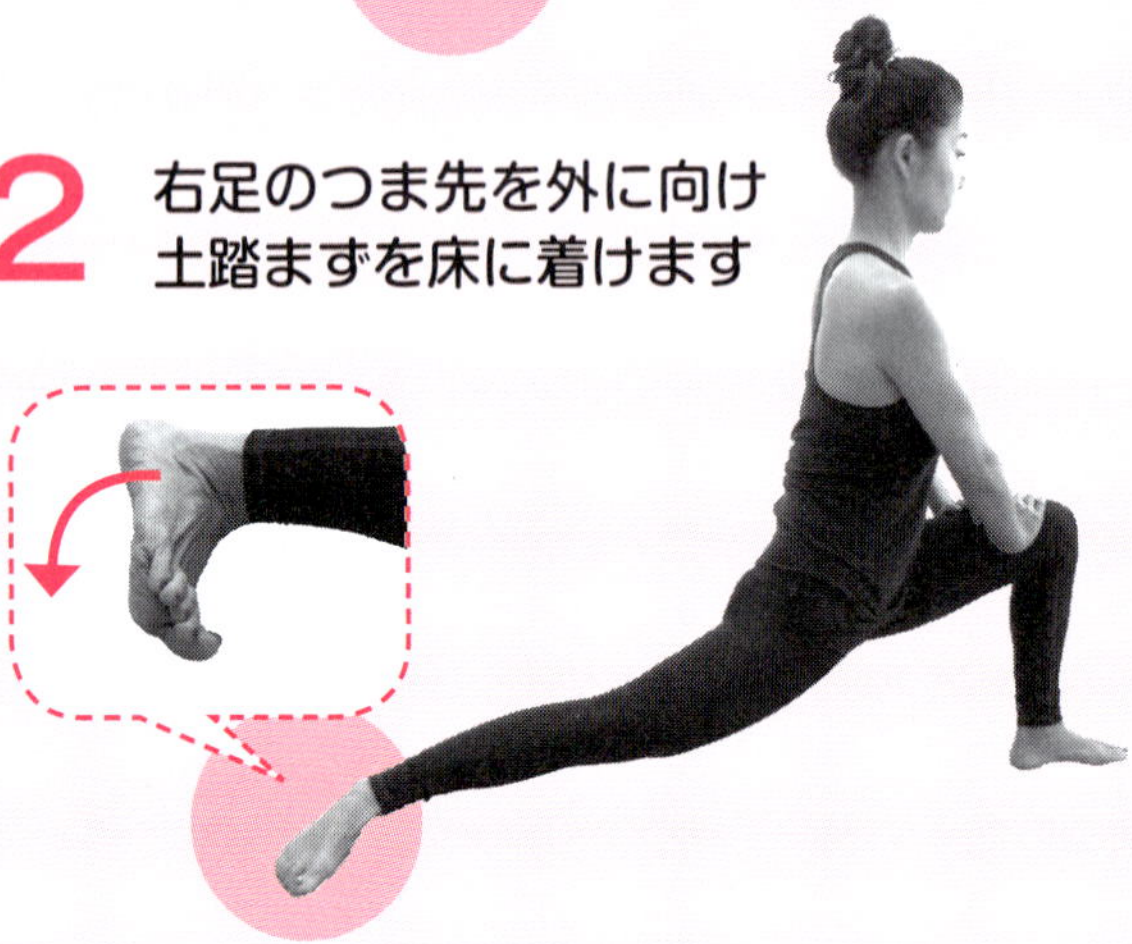

3 体の方向を左脚の方から右足のつま先の方向へ回転させてゆきます

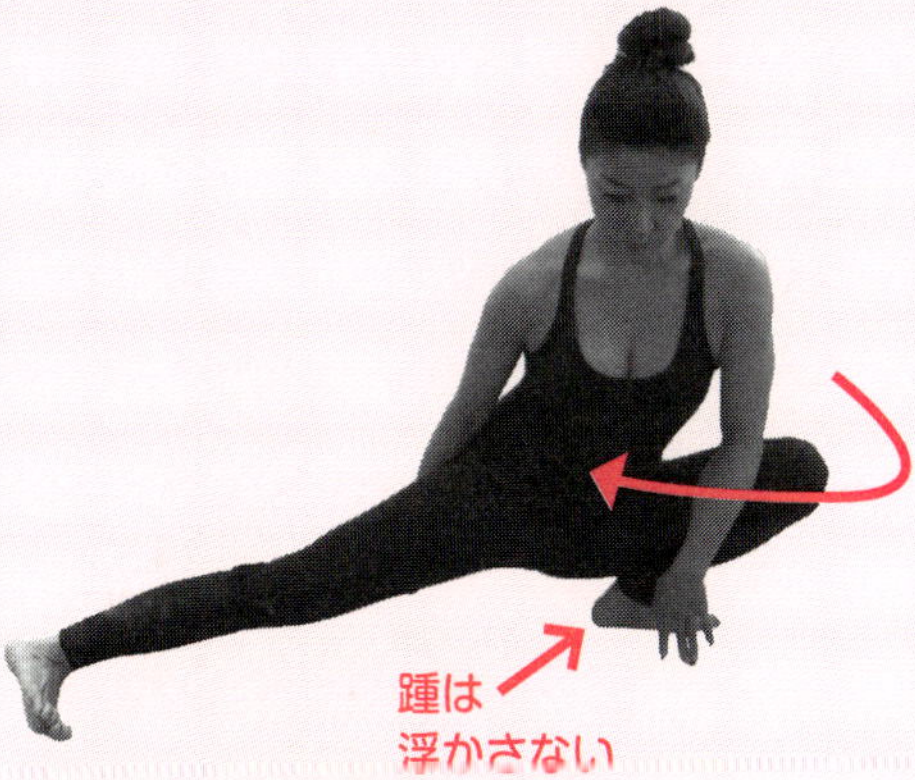

POINT ①

3のときに、左脚の膝が体にもっていかれて、体の内側に入らないようにするのがポイント

左膝のお皿の方向と、左足のつま先が同じ方向を向いているかに注意してください

悪い例

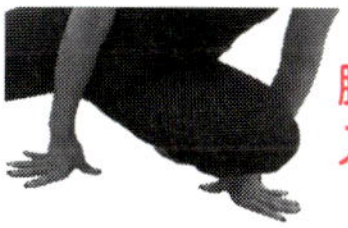

良い例

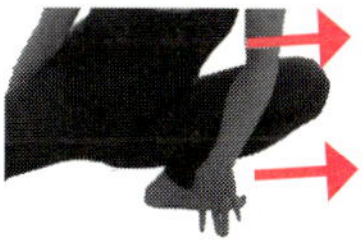

4 それから、右足のつま先を天井方向に向け、右脚の後ろを伸ばす形に移ります

このときも、左脚の膝が内側に入っていないかを確認してください

もし、左脚の膝が内側に入るようならば、左腕の肘で押さえておきましょう

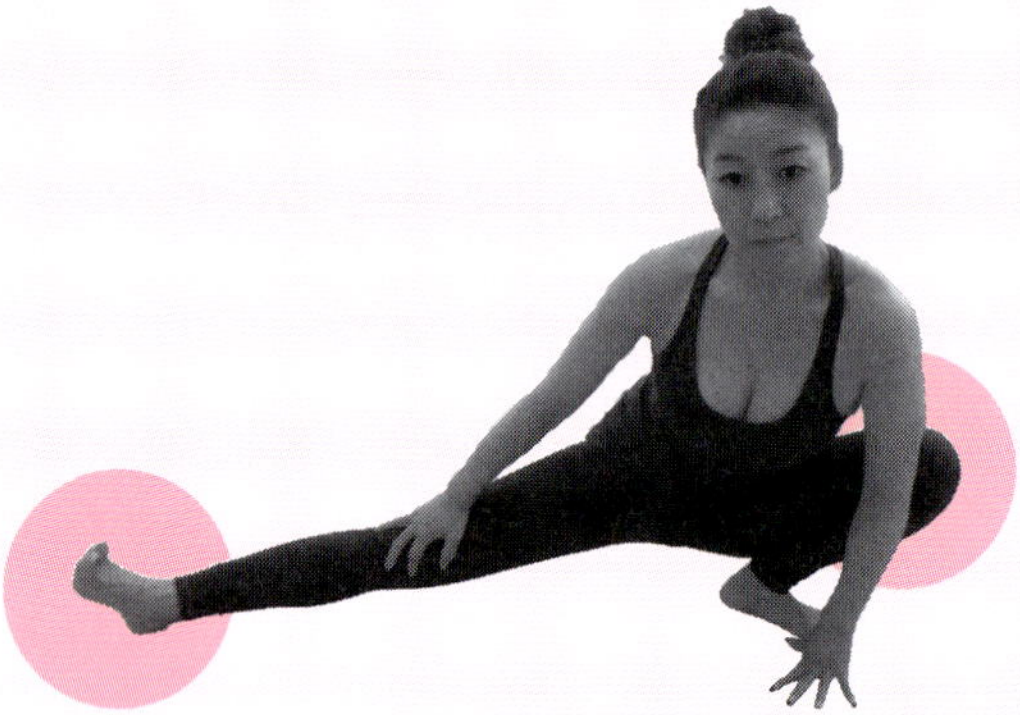

5 脚を替えて左脚を後ろに伸ばす形から同様に行なってください

ここで分かることは、曲げている脚の膝が内側に入ってきてしまうのは、反対側の脚の内股、もしくは、後ろが硬く伸びづらいからで、それにいつも引っ張られてしまうので、曲げている膝が内側に入ってしまうということです。

左右の足のつま先が両方とも内側を向いている女性、両膝が内側に入っている形の女性は、右脚太もも前の付け根の改善ももちろん重要なのですが、脚の後ろと内股までをも確認してゆかねばならないのです。

ヨガやバレエダンサーは、一見、体が柔らかいように見えて、何でもできるように考えがちですが、そのような人でも病気になります。

体のゆがみを病気に発展させないようにするためには、単に関節の柔軟性を作ってゆくのではなく、体の仕組み、そして、大切な右脚太もも前の付け根の意味というものがあることを知っていただき、自分の体の変化を体感することが大切です。

自分の体は自分で直す。これが本来の人の姿です。

体の動きというのは、真ん中にあるのが良いと前述しましたが、膝とつま先の向きが同方向にあるかないかが、真ん中にあるかないかの指標になります。

右脚太もも前の付け根のポイントの体操・1

(膝とつま先の方向チェック　その4の意味)

最後に、右脚太もも前の付け根がポイントであるということがよく分かる体操を行ないましょう

1 左脚を曲げて右脚を後ろに伸ばします
右脚のつま先は最初はまっすぐにしてください
このとき、何かにつかまっていても構いません

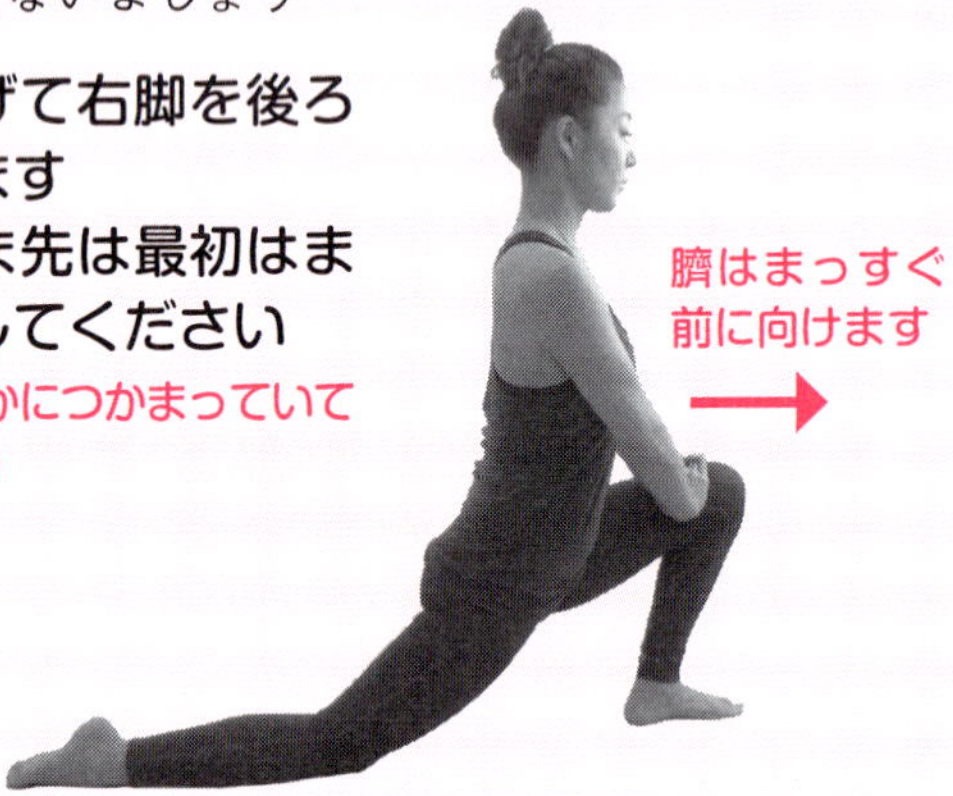
臍はまっすぐ
前に向けます

2 できるだけ右脚の太ももの前を伸ばしたところで、右足のつま先だけ外に向けてください
右の踵を90度にするようにです

POINT ①

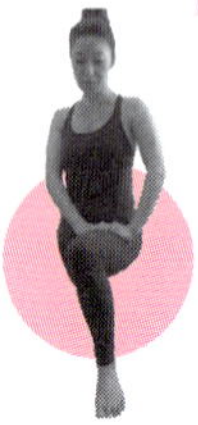

悪い例

正面から見たときに膝とつま先が内側に向かないよう注意してください

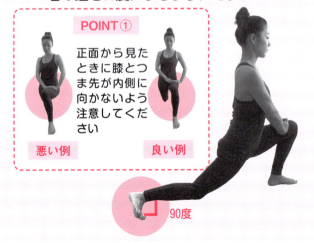

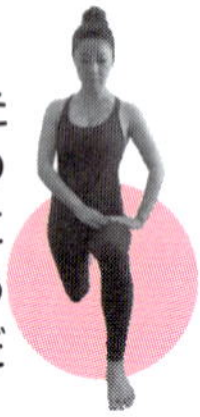

良い例

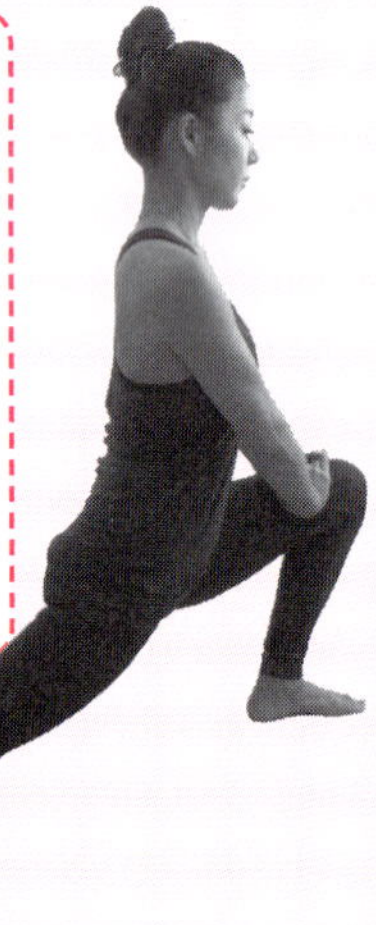

3 今度は右脚を前、左脚を後ろにして行なってみましょう

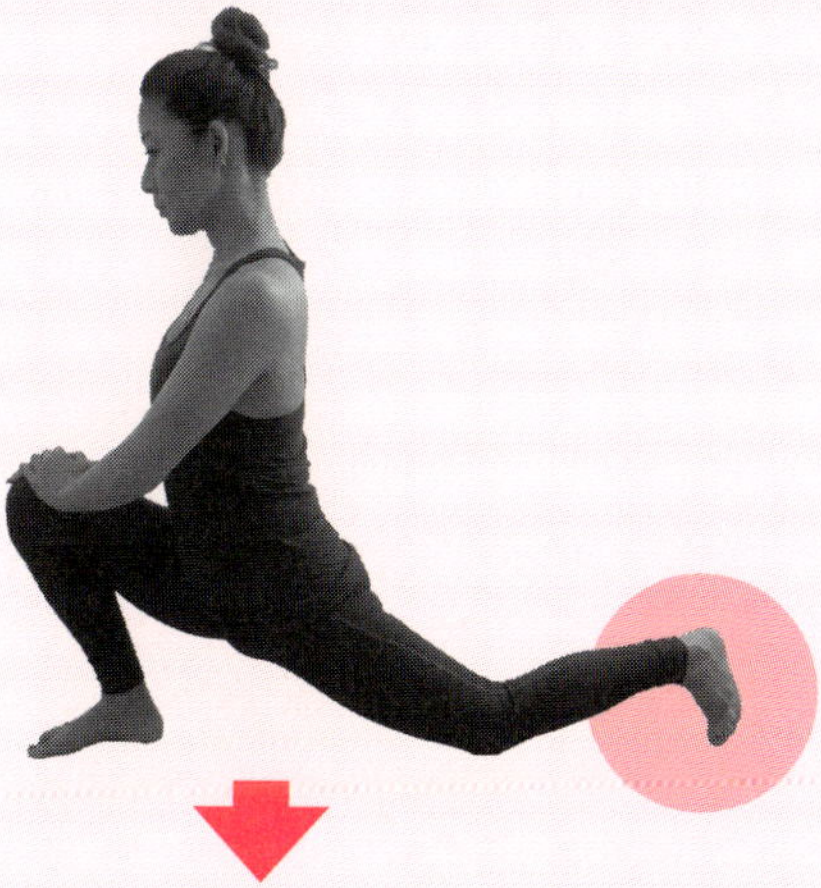

右脚と左脚、どちらが後ろの方がやりやすかったでしょうか？

(後ろに伸ばした脚の踵が浮かないのはどちらでしょうか？)

両脚ともやってみて、右脚を後ろにした方がやりやすいと言う人は、前に出している左の膝が内側に入っているか、左の足幅が内に入っていることがあります。

それは左の膝を無意識のうちに捻っていることになります。**左右同じようにやっているつもりでも、こういった癖が体に染みついている**と思ってください。歩くときにもそうなっているのです。

右脚太もも前の付け根の内側が硬直すると、左の膝の位置が内側に入ってきて、左の膝が痛くなるのです。左膝が悪いのではなく、右が悪いという証明になります。

右脚太もも前の付け根のポイントの体操・1では、**1**のポーズより、**2**の方が太ももの前の伸びが違う感じが出てくるはずです。**2**のつま先を外側に90度に向けた方がきつく感じられるはずです。

右足のつま先を外に向けたときに伸ばされる処が、右脚太もも前の付け根です。

このとき、注意しなければならないことは、臍をまっすぐ前に向けることです。

右脚太もも前の付け根が硬直していると、このポーズをとると、どうしても臍が右斜めを向いてしまうのです。

一見、体の柔らかい女性が「できるよ」と言っているのでよく見ると、臍が右斜めを向いていることがあります。

また、**2**のポーズを行なう際は、無理矢理伸ばすのではなく、自分の体重を利用して、この**右脚太もも前の付け根のポイントに体重を乗せるように落とし込むのが重要**です。

そのため、背中を丸めずに、腰を反らすようにすることが大切です。膝が床に当たりますので、布団の上とか柔らかい絨毯の上で行なってみてください。軽く上下に体をバウンドさせるように少しずつこのポイントを伸ばしてゆくのです。

右脚太もも前の付け根のポイントの体操・2

（膝とつま先の方向チェックその4の意味）

1 右脚太もも前の付け根のポイントの体操・1ができた方は、さらに左脚をまっすぐ前に伸ばしてください

右足のつま先はそのまま外に向けて行ないます

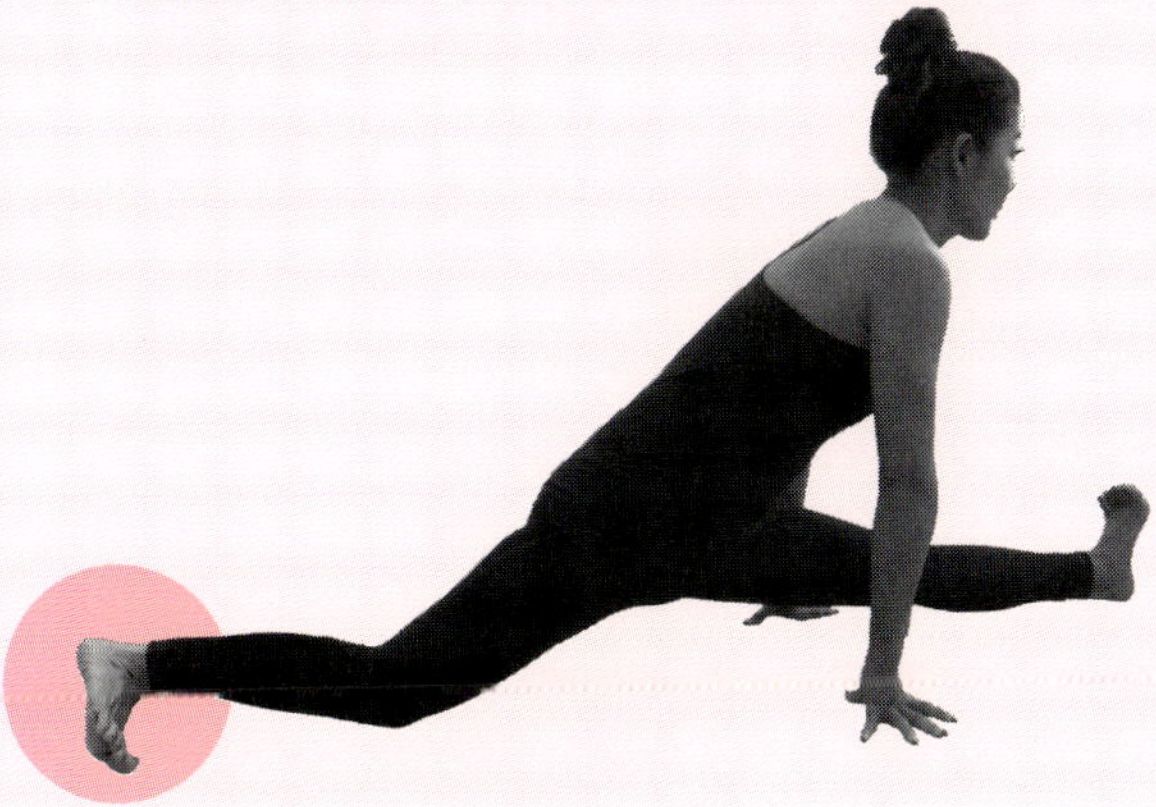

POINT①

臍の向きに注意してください

臍の向きがまっすぐでないと、太もも前の付け根のポイントを避けてしまい、意味がなくなってしまいますので注意しましょう

悪い例②

足がまっすぐ

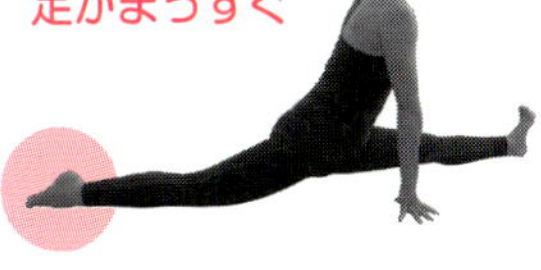

悪い例①

臍が横向き

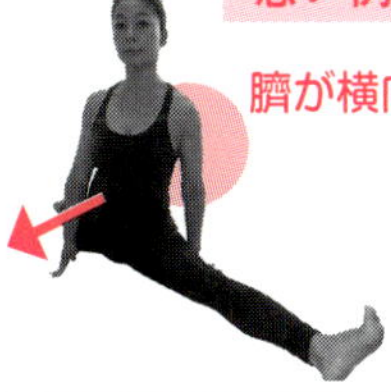

2 今度は逆に右脚を前、左脚を後ろにして1と同じ事をしてみてください

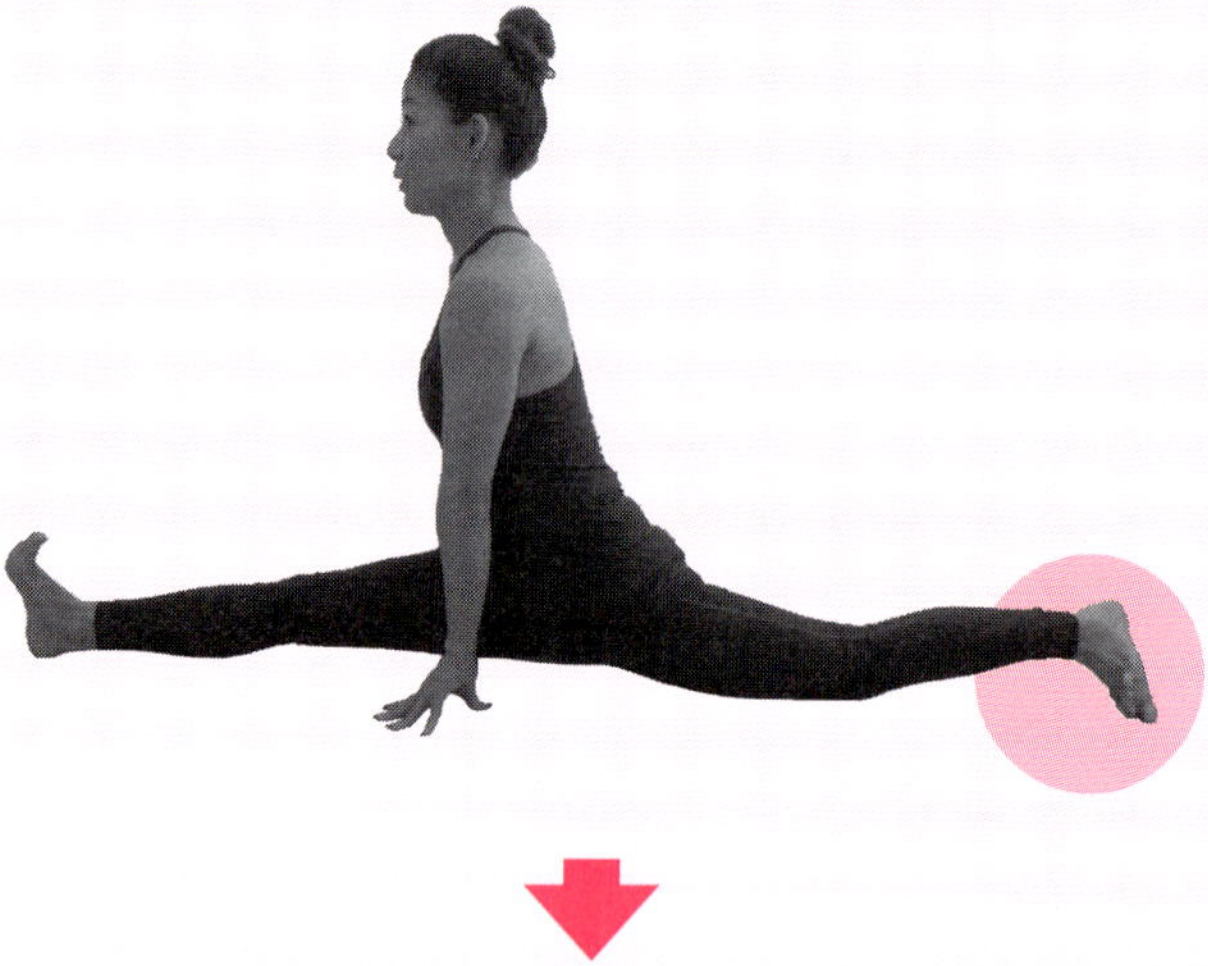

右脚後ろと左脚後ろのポーズを比べてみて、どちらがやりやすかったでしょうか？
圧倒的に左脚後ろのポーズがやりやすいと思います。
臍をちゃんとまっすぐ前に向けて行なってみてください。
たまに、右脚後ろの方がやりやすいと言う女性がいますが、臍の向きがおかしいのです。自分では正しくやっていると思っていても臍の向きを見れば分かるはずです。

右脚太もも前の付け根のポイントの体操・2で、なぜ、左脚が右脚に比べて膝下O脚になる場合が圧倒的に多いのかが分かると思います。

右脚太もも前の付け根が硬直し、右脚の太ももの前が伸びづらくなると、それに伴って、左脚の後ろが伸びなくなってゆきます。そうなると、左の膝には常に外側に捻れる力が加わってゆきます。

そのため、左膝下O脚というのは、左の膝が悪いのではなく、右脚太もも前の付け根が硬直を起こしているから起きる現象なのです。

また、この右脚後ろの前後開脚で、伸ばしている左脚の膝が内側に入ってしまう女性もいます。

これは、比較的体力のない女性で、過労やストレスによって、左右の足のつま先が内側に入り、左右の腸骨が萎縮する傾向を持っている女性です。婦人科系の病気に入りやすい体なのです。

右脚後ろのときに左膝が外側に捻れてしまう人の脚

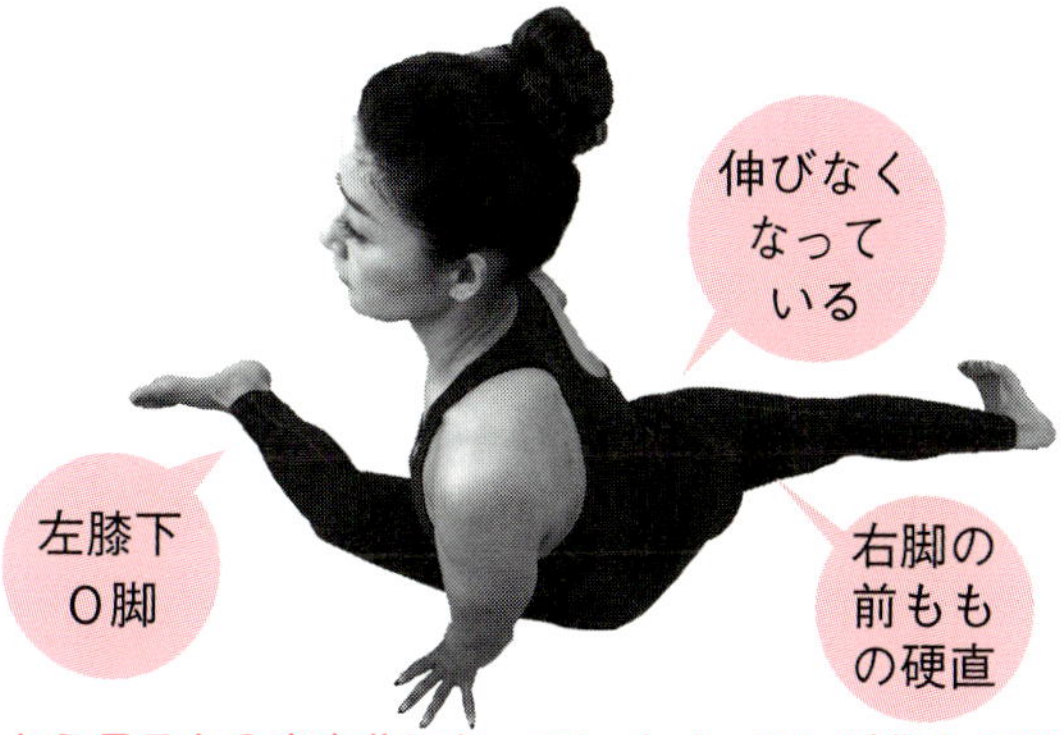
伸びなくなっている
左膝下O脚
右脚の前ももの硬直

脚は上から見るとS字彎曲になっています。それが背中の逆S字側彎(側彎症)を生む要因です。

右脚太もも前の付け根のポイントの体操・3

(膝とつま先の方向チェック　その4の意味)

1 右脚太もも前の付け根のポイントの体操・2 がある程度できたら、今度は、右脚後ろの前後開脚で、上体を左に捻って体重を落とし込んでみてください

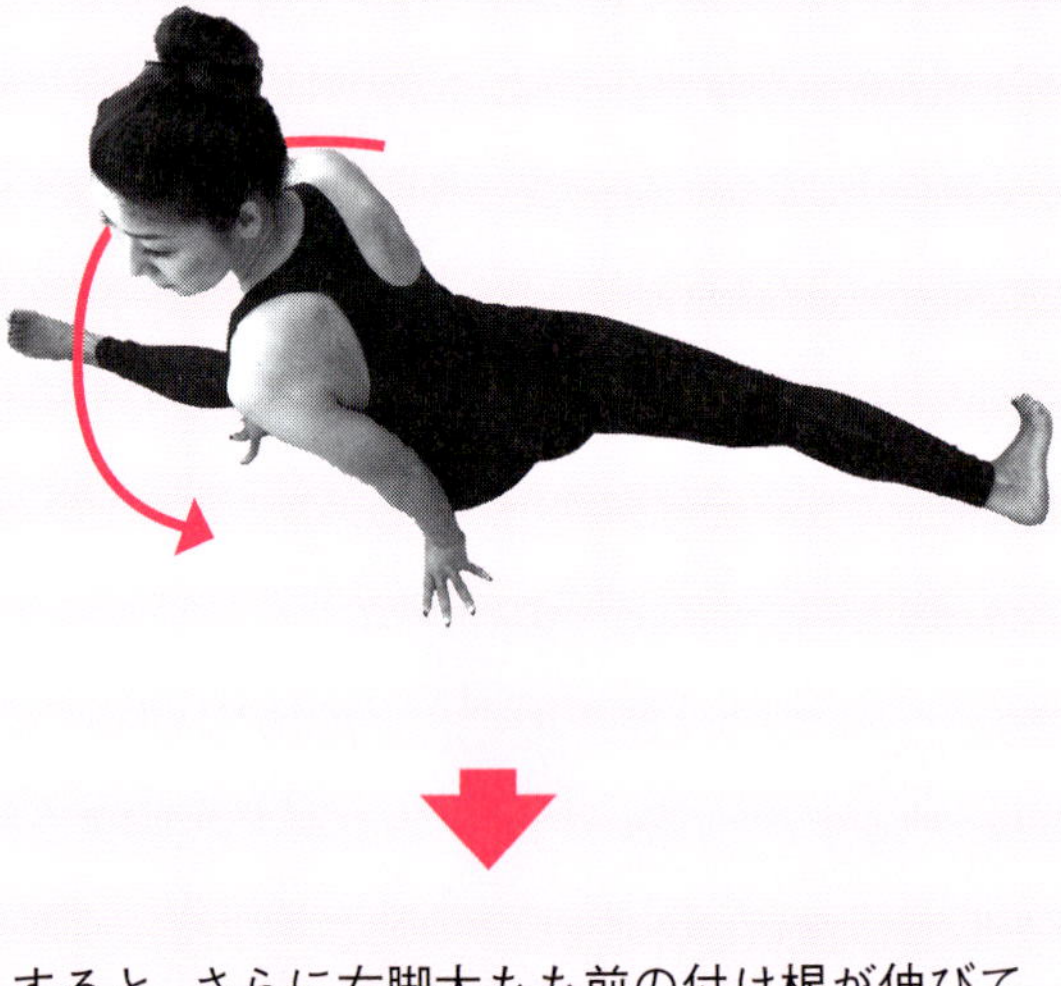

こうすると、さらに右脚太もも前の付け根が伸びて、しかも、左の仙腸関節まで伸びる感じが出ます。

右脚太もも前の付け根のポイントの体操・3をして体を捻ったとき、腰の骨とお尻が「ボキッボキッ」と鳴って、左の腰と左膝の違和感が消えたと報告してきた女性がいました。

この、右脚を後ろで右足のつま先を外に向けての前後開脚の体操は、子供ができてもすぐに流産してしまうという女性にやってもらっていたところ、子供ができて、その後、順調に育ち生まれたということがありました。

また、全身にアトピーが出る二十歳の女性が行なったところ、その後39度の熱が出て、尚且つ、非常に臭い汗が出て、少し肌がさっぱりしたという報告もありました。

やはり、このポイントは女性の仙腸関節を変化させるのだと思います。

左右の脚を入れ替えて交互に行なうことはもちろん大切ですが、特に右脚を後ろで左脚を前にして、臍をなるべく正面に向けて、右脚太もも前の付け根が床に着き、そして、左脚がまっすぐ伸びている形を目指すのです（下の写真参照）。

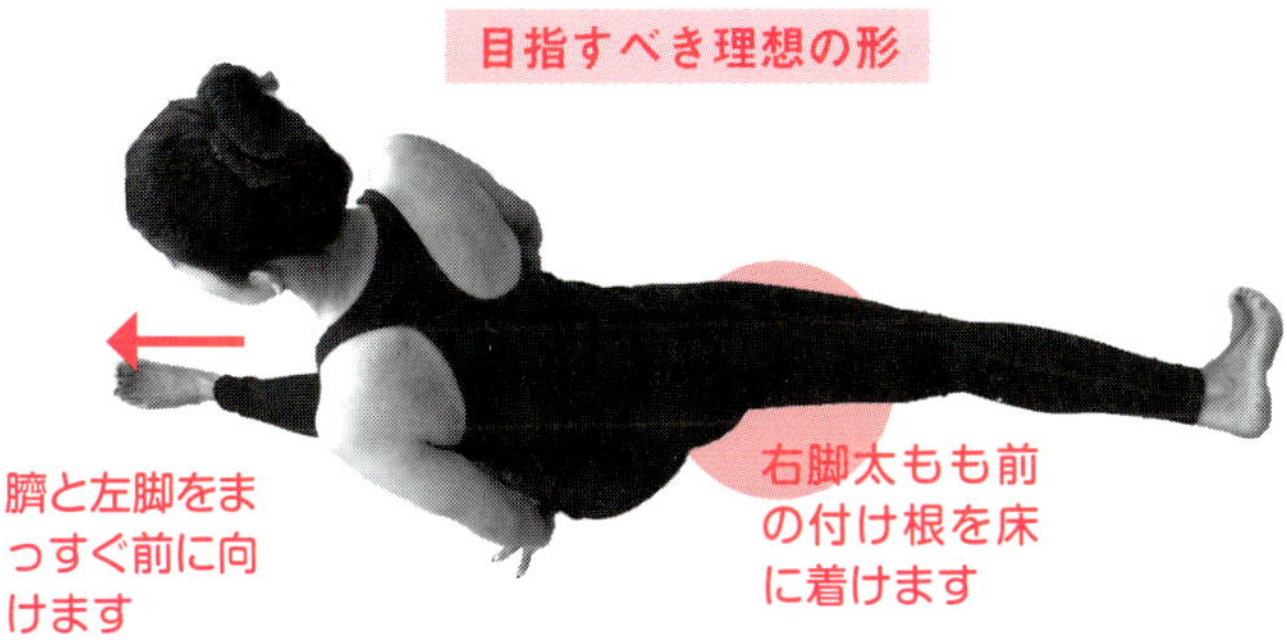
目指すべき理想の形
臍と左脚をまっすぐ前に向けます
右脚太もも前の付け根を床に着けます

コラム④　食事を見直す

いくら体操をしても日々の生活の様式が変わらなければ体は変わるわけがありません。その大きな要素は食事です。

私は作った人の顔が見えない食事はしないことにしています。

その人に愛情を込めて食事を作り、作ってくれた人に感謝して食事をいただく。これが本来の人の食事です。

私は、ひとりの仕事場で朝昼兼用のご飯を食べますが、近くのお店で売っている熊本産の玄米を三分づきに精米してもらい、残りの米糠を持ち帰り、それで糠漬けを毎日作っています。その玄米を作っている熊本の農家のご夫婦の顔写真がシールになって米袋に貼ってあるのが、また嬉しいのです。

毎日、その玄米を自分の手で炊き、自分で漬けた糠漬けを食べています。この糠漬けの旨いこと。ビタミン、ミネラル、乳酸菌の宝庫です。お腹の具合はすこぶる快調になります。

家庭の主婦は、食事を誰のために作りますか？

作っても感謝もしないような旦那であったら、こちらだって愛情を込めた料理なんか作る気はおきませんよね。スマホを見ながら食事をされたら二度とその人のために作ろうとは思わないはずです。

「美味しいね！　いつも有り難う」そういった感謝の言葉が食卓にあるでしょうか。

食卓に愛情と感謝がないと、充足感がないため、紙に書いてある栄養素の量を気にしながら錠剤を口に放り込む人が増えます。

サプリメントを飲んで、本当に体が良くなったとか治ったとか実感している人など本当にこの世の中にいるでしょうか。

ちなみに、世界第1位の死亡原因は、脳卒中でも心臓病でも癌でもありません。世界第1位の死亡原因は、飢えです。餓死です。

現在、世界の飢餓人口は約7億9500万人です。世界の人口（約73億人）の約9人に1人は飢えているのです。毎日、約2万人が餓死しているといいます。

日本のように、食料があふれている国は世界的にもごくわずかなのです。あふれかえっているからこそ、われわれ現代日本人は、食事に対する考え方の大切な何かを見失いかけているのです。

そして、慢性的に腰が痛いとか膝が痛い人は、まず、食事の内容と量を見直さなければならないと私は思います。

第5章
右脚から左脚へ
究極のFPM体操とは

1．究極の体操の形

「左腓骨《ひだりひこつ》」は「右脚太もも前の付け根」に並ぶ重要な場所であり、それを矯正するための究極のＦＰＭ体操が「結跏趺坐《けっかふざ》」である。

これまでいろいろな体操をご紹介してきましたが、本書の終わりとなるこの章では、ゆがんだ体を整えるための究極の体操「結跏趺坐」をご紹介いたします。この体操を行ない体に掛かった鍵を取り去ることで、最終的な体の立て直しが行なえます。

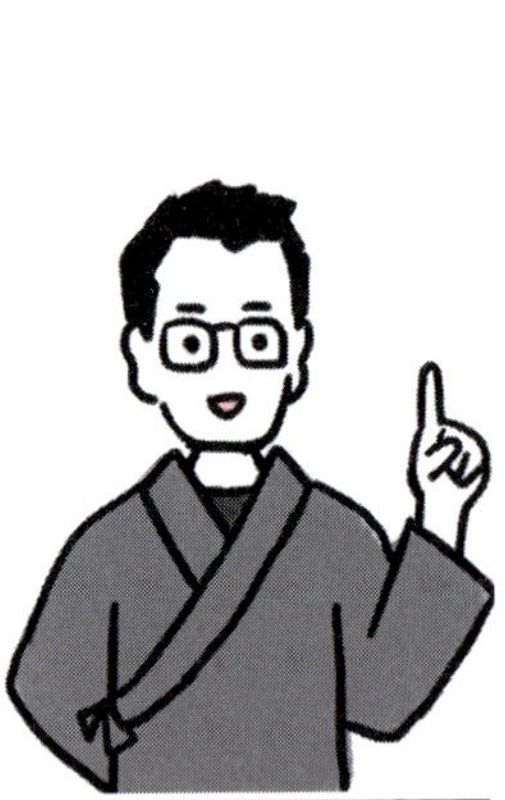

◆体を変える究極の体操

実は、今まで詳しく公表していなかった大変重要な事項がもうひとつあります。

理論的に体のゆがみを研究している者として、最終的に究極の整体体操の理論と方法を公開すべきであることは否めません。経験的に導き出した知識を、共感する後生の研究者に残すのは私の使命でもあるはずです。

自分の体を変えるスタートラインに立つためには、まず、体の理論を勉強することから始めなければなりません。

理論が分かったら、次に自分の体を体操して動かしてみるのです。

拙書を読んで、「分からない。体操は自分には無理。できません」と言う人たちも世の中にはいることは十分承知しています。

しかしながら、私の本を読んで、こつこつ毎日体操をしている人たちも多くいます。

そういった、自分の体に向き合おうとする共感者も多くいるわけですから、そういう人たちのためにも、今回、あえて、重要事項である体の不思議・真実を公開します。

これは究極とも言える体操の形だと思います。

◆鎖骨と尺骨と腓骨を整える

第4章までをお読みいただいて、

1・体はストレスや疲労によって胸椎10、11番を中心に左回りに捻れ（腎穴点の硬直）、右脚の大腿部の前を萎縮させてゆくこと

2・右脚太もも前の付け根の硬直を確認し、その改善を目指すことが、ゆがみのない5つの体の動きの幅を作る「FPM体操」の最終段階であるということ

はお分かりになったと思います。

しかし、ここまで来たら、その先の話をしなければなりません。

それは、股関節の先、肩胛骨と連動している体の部位のことです。それは、足の腓骨《ひこつ》、そして、腕の尺骨《しゃっこつ》、鎖骨という部位なのです。

腓骨・尺骨・鎖骨の位置

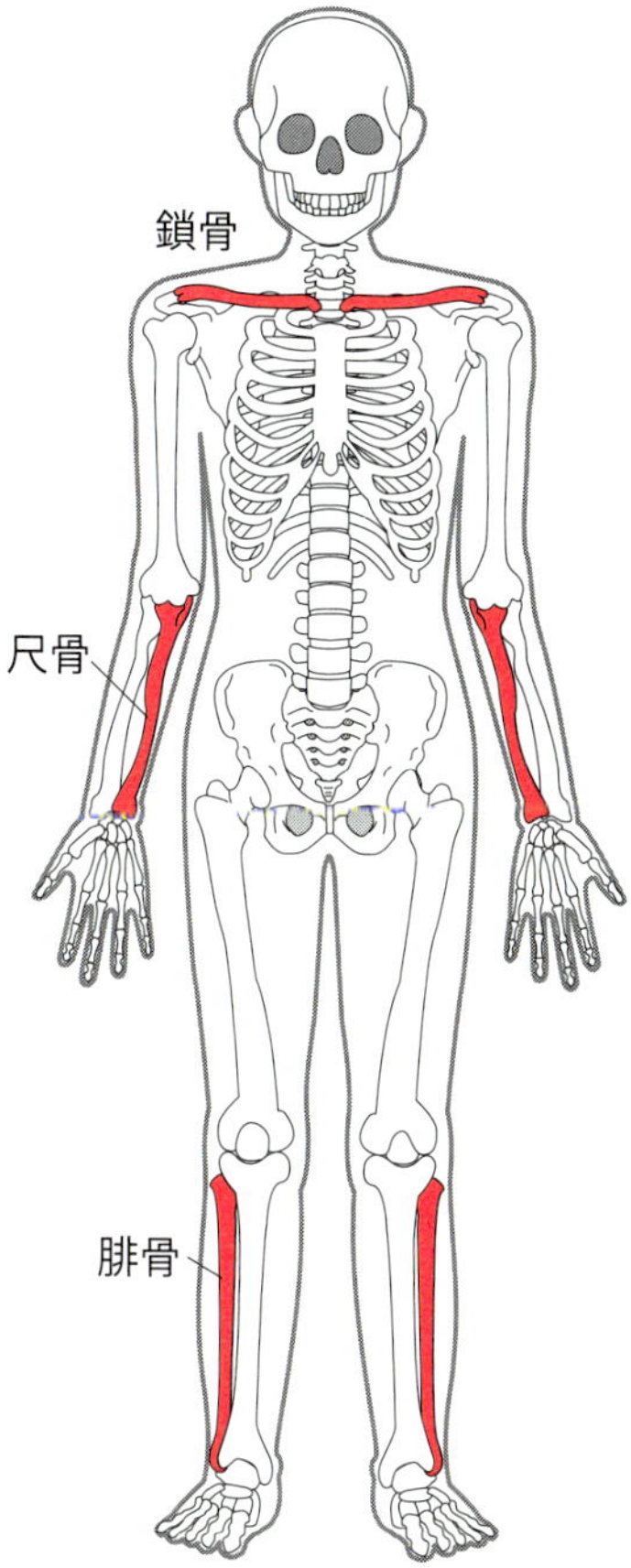

右の肩が前に入って落ちてくると、右腕の尺骨がずれてきます。手首の外側の尺骨頭が飛び出して手首が太くなってゆきます。

これは主に右手です。そして、解剖学的には腕の骨（上腕骨）は肩胛骨と鎖骨に繋がっています。つまり、右鎖骨が肋軟骨と繋がっている右の胸鎖関節にも、当然変異が生じるのです。

また、体が捻れてきて右の腸骨が前に入り左腸骨が落ちてくると、まず、左腓骨がずれてきます。左足の腓骨頭と左外果は後下方へ落ち、左足首が太くなってゆきます。（右足の

腓骨の変位の形は左足と違います。このことは後述します）

この3つの部位（鎖骨、尺骨、腓骨）に、長年の肩胛骨の硬直と股関節の硬直が入り込みます。そうなると、ここに鍵が掛けられた状態になってしまいます。

しかし、この部位は感覚的に非常に鈍いところでもあります。FPMの5つの体操を行なっても、なかなか体の状態が思うように改善していかないと思っている人は、この、鎖骨と尺骨と腓骨に少なからず鍵が掛かっていることが多いのです。

それを解放させないと最終的に体の立て直しが終わらないとも言えるのです。

鎖骨と尺骨と腓骨は、〈体のつっかえ棒〉と言える骨です。体がゆがんだり崩れないように最後にここで踏ん張っている役割があるのです。

主にこの3つの骨は、負荷がかかり続けると共通してS字、もしくは、くの字にたわむと考えられます。

背骨にもS字弯曲という〈たわむ状況〉があることでも分かるように、人の体に入り込む負荷は、骨をたわませるようです。たわむというのは、骨がまっすぐの状態からクロスして行く方向性の状態と考えると良いでしょう。

そして、体にはもう一カ所、同様の役目を持っている骨があります。それは浮肋骨《ふろっこつ》と言われている11番、12番肋骨です。

4つとも面白いことに共通して細長い骨です。実は本書で何回も出ている腎臓の急所である腎穴点がこの場所のポイントになります。つまり、肋骨の下がりを矯正する急処です。

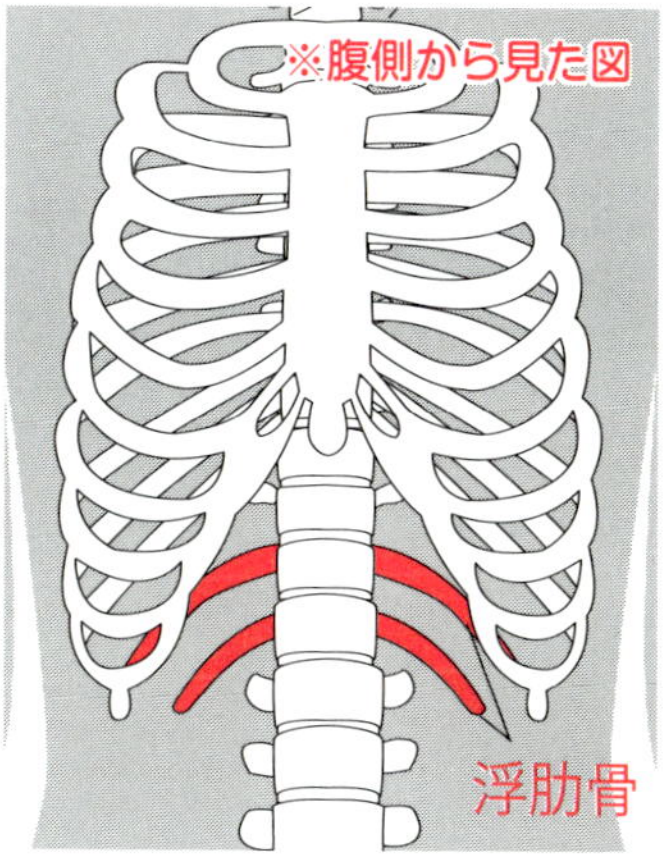

◆尺骨

まず、尺骨のお話をしましょう。

脚の膝から先には、腓骨と脛骨《けいこつ》という2つの骨があり、腕の肘から先には尺骨と橈骨《とうこつ》という2つの骨があります。

同じく2つの骨によって手首足首を構成していますが、腕と脚の動きの違う点は、前腕は回旋（回内・回外）するという点です。手のひらが上を向いたり下を向いたりできるのは、尺骨と橈骨が並行になったり、クロスしたりするからです。

肩胛骨が硬直して、特に右の肩が前に入ると、この尺骨と橈骨の動きに制限が出てきます。簡単に言うと、前腕の2つの骨（尺骨と橈骨）が、常にクロスした状態（回内）になってしまうのです。肘が外に出て肩が前に入っていて、手のひらが回内している状態です。

リウマチの人の体の典型的な形です。

このような状態が長く続くと、指が痺れてきたり、指の関節が腫れてきたりします。

また、肩が凝る、首が痛い、頭が痛いという症状も出やすくなります。もちろん、脳卒中になる人も、このような状態の人です。

尺骨と橈骨がクロスした状態が続いて硬直している人は、手のひらを90度に返しにくくなります。

背中の後ろで手を組む体操がありますが、これは、

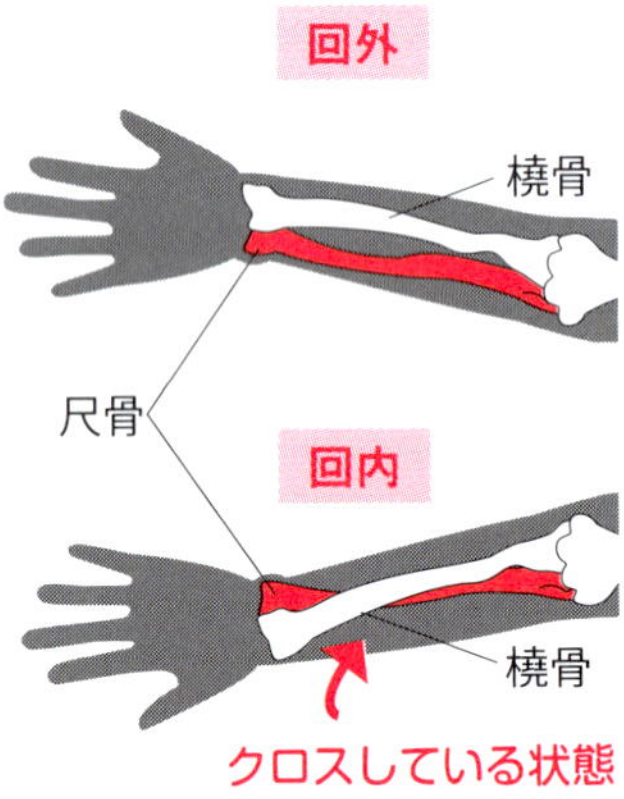

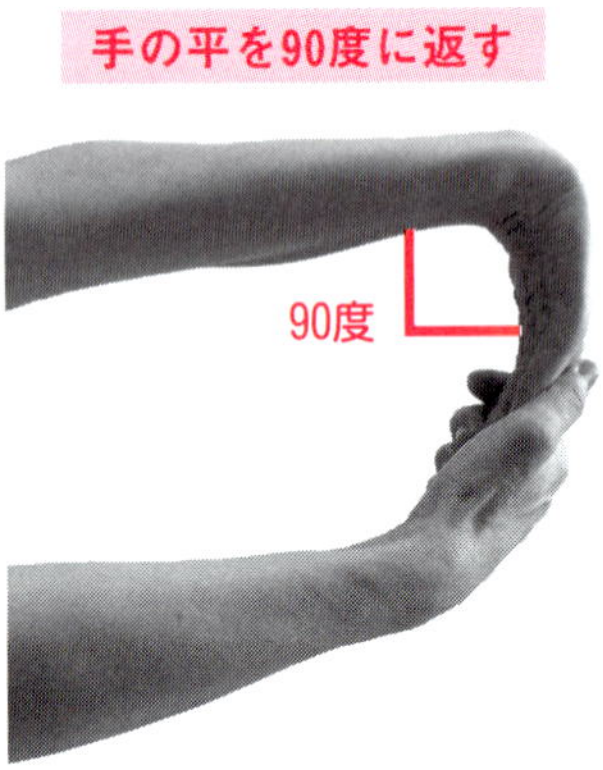

背中を反らせないとうまく手を組むことはできません。背中が丸くなっていては後ろで手は組めないのです。

つまり、肋骨が下がって腎穴点が硬直している人は背中を反ることが困難になり、尺骨と橈骨がクロスの状態を作り出すことになります。

この、背中の後ろで手を組む体操も、実は、肋骨の弾力を取り戻し、尺骨と橈骨をクロスの状態から並行の状態に改善させてゆく体操なのです。

5つの体の動きの中で、人が立つことができた条件である「反り」の動きがある人は、後ろで手は組めませんので、尺骨と橈骨の動きの制限は、元々、「反り」の動きと深い連動性があると言えるのです。

五十肩や、肩に痛みが出る人は、体の反りの動きに制限が出てきた人と言えます。加えて、肩胛骨が硬直して、尺骨と橈骨がクロスしている人です。

このような人がいきなり後ろで手を組む体操をするのは不可能です。

それでは、どうしたら良いのでしょうか。

もちろん5つの動きを取り戻すFPM体操は同時進行的に必要なのですが、尺骨と橈骨の動きを少しずつ取り戻すための体操を次ページでご紹介します。

【やってみよう！】

尺骨と橈骨の動きを少しずつ取り戻す体操をやってみましょう。

尺骨と橈骨の動きを取り戻す体操

1 右手を上、左手を下にして、肘を伸ばして体の前で手を組みます

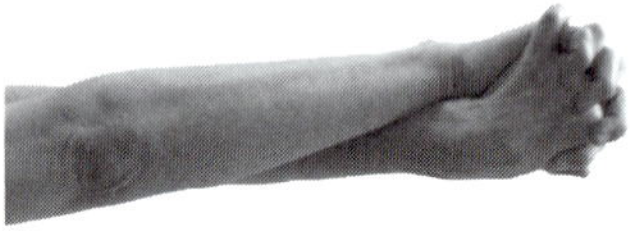

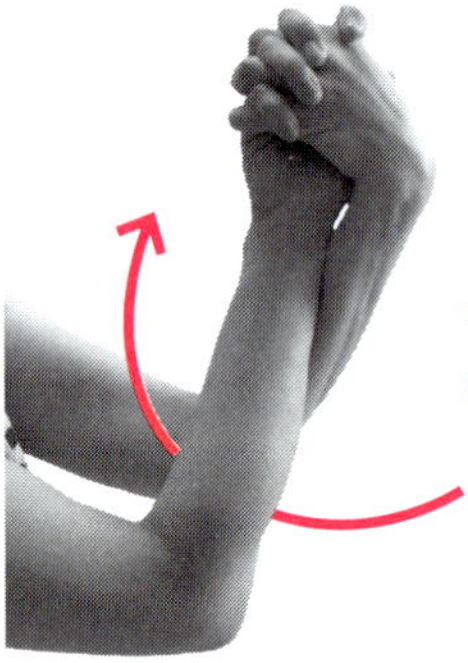

2 手を組んだままクルっと肘を伸ばすように一回転させます

3 一回転した腕をそのまま前に伸ばします

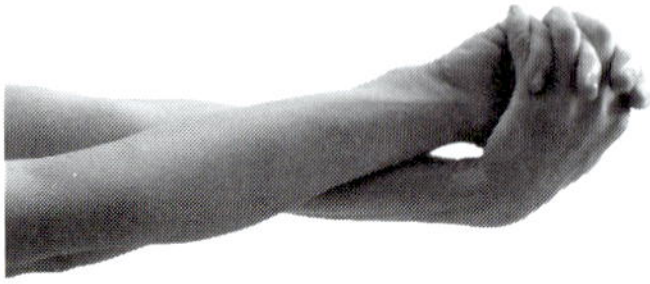

4 今度は左手を上、右手を下にして、同じように一回転させます

※注意：組んだ手のひらと手のひらを、一回転したときも離さないようにする

いかがでしょうか。両方同じように一回転できるでしょうか。

上にした腕の尺骨と橈骨の状態を改善させる体操です。ほとんどの人の場合、右手を上にした方がやりづらく右手首が痛いと思います。

3のように肘がまっすぐ伸ばせない人は、尺骨と橈骨に硬直が入っている人です。

しかしながら、この体操を毎日少しずつ行なえば必ずできるようになります。そして、上記したような症状は少なからず改善されることと思います。

この腕を組んでひっくり返す体操が、後ろで手を組む体操より簡単ではありますが、肩胛骨の弾力を維持する究極の体操になるのです。

◆鎖骨

そして、腕に関しては尺骨と同様に〈たわむ〉もうひとつの場所、それが鎖骨です。

肩関節とはよく言いますが、肩関節というのは胴体に付く関節ではなく、肩胛骨の関節（肩甲上腕関節）なのです。

そして、解剖書をよく見ると、腕というのは鎖骨を通して胸骨に付いています（胸鎖関節）。つまり、腕というのは胸鎖関節によって胴体に付いている（腕は鎖骨から伸びている）と言えます。

都会で暮らす現代人は肩胛骨を動かして腕を動かすことが苦手です。加えて、腎臓や肝臓疲労による肋骨の下がりによって肩が前に入ってゆきます。一日中パソコンでのデスクワークやストレスの多い人は、特に肩が前に入って肩胛骨がベタッと硬直してゆきます。肩が前に入っている状況が長いと、鎖骨が〈たわむ〉のです。

そして、特に右の鎖骨がゆがんできます。触診すれば分かるのですが、

1・右鎖骨の下の溝が埋まって硬くなっている
2・右鎖骨の近位の骨頭《とうこつ》の下に、硬い硬結ができている

という2つの特徴が表れています。右尺骨と同様に、右鎖骨にロックが入るのです。

このような状況の人は、後ろで手を組む体操で、極端に右手を下から組めなくなります。

一番重要なことは、この右鎖骨の状況というのが、女性の場合、精神的な世界の状況次第で硬直を起こしやすいということです。

ストレスが多く、常に頭のコンピューターが休まらないような女性は、この右鎖骨に硬直が入りやすいのです。

これは、右肺・右胸という場所に、女性の場合、精神世界が宿っているということなのだと私は考えます。

乳癌の女性の場合、必ずと言ってよいほど、この右鎖骨の硬直が顕著なのです。

右鎖骨の硬直によって、左の上腕三頭筋も縮みますので、その影響で心臓病や左の乳房に乳癌ができる人もいます。肝臓や婦人科の癌の女性も、私の臨床経験では右の鎖骨の問題があるのです。

体の連動によって、不思議なことに女性の場合、胸鎖関節の捻れは恥骨の捻れを生むと考えられます。右鎖骨の近位骨頭の変位による硬結の表れは、恥骨の右側の出っ張り（右恥骨が前に出てくる）を生じさせます。つまり、骨盤が捻れてくるのです。

膝が痛いのは膝関節の問題だとか、婦人科の問題は骨盤の問題だとか、肝臓の問題は肝臓の器質的問題だとかの近視眼的な世界ではないということが分かります。

特に女性の場合、ストレスは体を壊す大きな要因なのだということは、ここで明確に確認すべき事柄なのです。

鎖骨がゆがんでいる人の特徴

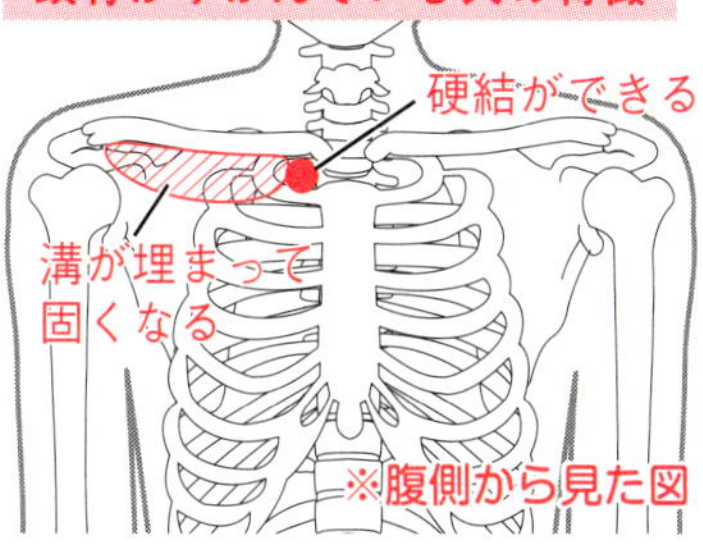

◆ 腓骨

さて、第5章の表題の、「右脚から左脚へ」と言う意味ですが、体のゆがみの典型的な形によって、体が左回りに捻れてゆき右腸骨が前に入り、右脚太もも前の付け根を硬直させてゆきますが、そうなると、下肢では同時進行的に左腰が下がってきます。

そして、脚の膝下外側にある腓骨という骨に影響が出てきます。左腓骨の変位です。左腓骨頭と左腓骨外果は後下方へ変位してくるのです。（右腓骨はどうなるかというと、左腓骨と同じではなく、体の捻れの関係上、右腓骨頭は前下方に変位してくると考えられます。左右は同時

左腓骨の変位

左腓骨は下3分の1に負荷がかかりたわむと考えられる
ここが左脚の結跏趺坐体操の矯正点

下 1/3

左腓骨頭と左外果はともに後方変位する

右腓骨の変位

上 1/3

右腓骨は、上3分の1に負荷がかかりたわむと考えられる
ここが右脚の結跏趺坐体操の矯正点

**右腓骨頭は前方変位
右外果は後方変位する**

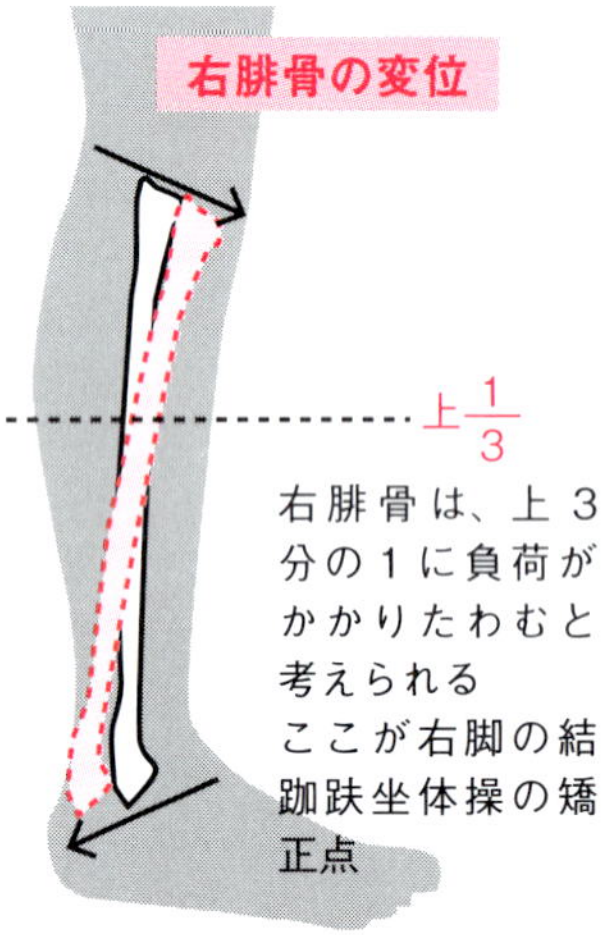

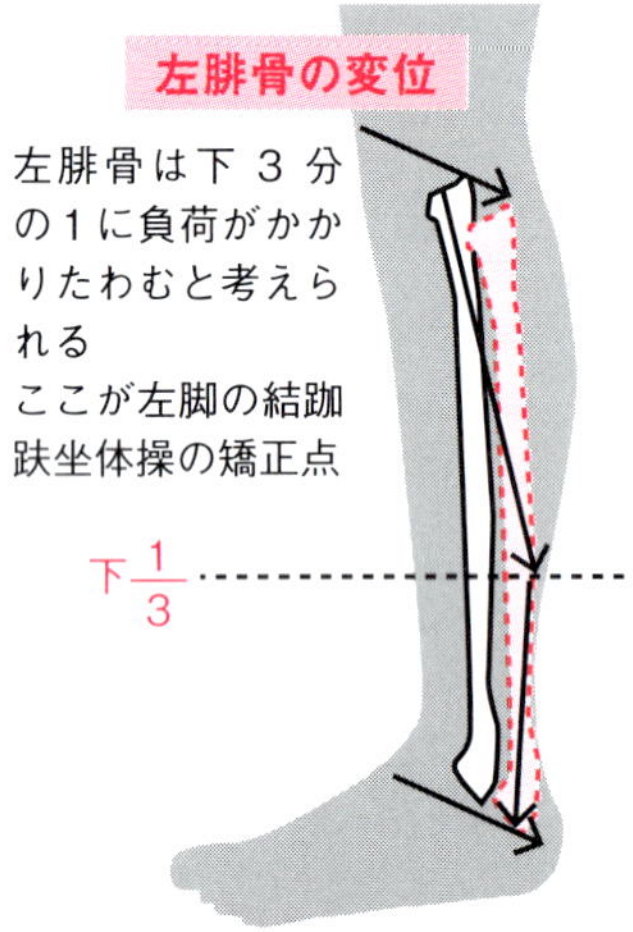

進行しますが、左腓骨の変位による不調は右より先に出やすい傾向があります）

つまり、**下肢では、右脚太もも前の付け根の改善とともに、どうしても最初に目を向けなければならないところが、左脚の腓骨**なのです。

左腓骨が変位すると、夜寝ていて、こむら返りがよく起こります。

これは左脚に限らず右脚にも起こりますが、順番で言うと左脚が先ですので、右脚のこむら返りが頻繁に起きる人は、肝臓の過労（過食・酒の過飲）を伴って左右両脚の腓骨が変位してきていることを意味します。体的にはレッドカードの状態の人と言えるのです。

こむら返りに限らず、腓骨の変位は体に起きる様々な症状と深い関係があります。

膝痛、膝関節の変形、O脚、足首の痛み、足の指の付け根の痛み、水虫、ひいては、消化器、内臓の問題にまで及んでいます。

なぜならば、腓骨の変位によって同側の肋骨が硬直し下がってくるからです。

現代医学では難病である「パーキンソン病」は左腓骨の硬直があると私は思います。

また、よくある腰痛、坐骨神経痛というのも、まさしく、腓骨の変位と肋骨の下がりで起きることが多いのです。腰の骨のズレとかではなく、根本に腓骨の変位があります。脊椎狭窄症というのも、整形外科では背骨の問題と言いますが、背骨を手術しても治りません。それはなぜか。原因が腓骨に及んでいるからです。

ギックリ腰も腓骨の問題があります。食べ過ぎ飲み過ぎでも腓骨は変位しますので、食べ過ぎ飲み過ぎの状況が続いたあげくにギックリ腰になったと言う人は多いと思います。

特に膝が痛いというのは、膝関節の問題ではなく、腓骨の変位が大きな要因です。膝の十字靭帯を切ったり、手術で半月板を取ったりしても歩いたり走ったりできるようになりますが、腓骨が変位すると歩くと痛みが膝に出てきます。

膝関節が痛いと整形外科では膝関節が悪いと言われますが、実は腓骨が問題なのです。腓骨の変位を長年放っておくと、膝関節が変形してきます。

膝関節が変形していくに従って足首は象の足のように太くなってゆきます。足首が象の足のようになってしまったら、骨盤全体の硬直が起こっていることになります。そして加えて足がパンパンに浮腫むようになって歩けなくなったら、その人はもう生きる時間が残り少ない状況にあるのです。

江戸時代の旅する人たちは、脚絆《きゃはん》を膝下に巻いていました。軍隊の兵隊はゲートルを巻いていました。昔の人たちは、膝下を締めることで、長い道のりを楽に歩けることを経験的に知っていたのです。

この脚絆やゲートルというのは、ふくらはぎの筋肉を締めるというのではなく、腓骨を締めて、疲労によって後ろ下方へ腓骨が変位することを防いでいる役割があると思われるのです。

ゲートルの締め方は、足首から膝の方へ下から上に巻いてゆき、最後は、膝横の腓骨の骨頭を紐で縛るのです。巻く向きは諸説ありますが、サポーターやゲートルを試しに巻くときは、腓骨頭の変位の方向が左右違いますので、それを考慮に入れるのが整体学的には良いと思います。

腓骨頭の後ろを「ひかがみ（膕）」と言います。いわゆる膝窩《しっか》ですが、正確に言うと腓骨の骨頭の後ろですので膝裏の真ん中ではなく、少し外側になります。経穴《けいけつ》で言う「委陽《いよう》」です。

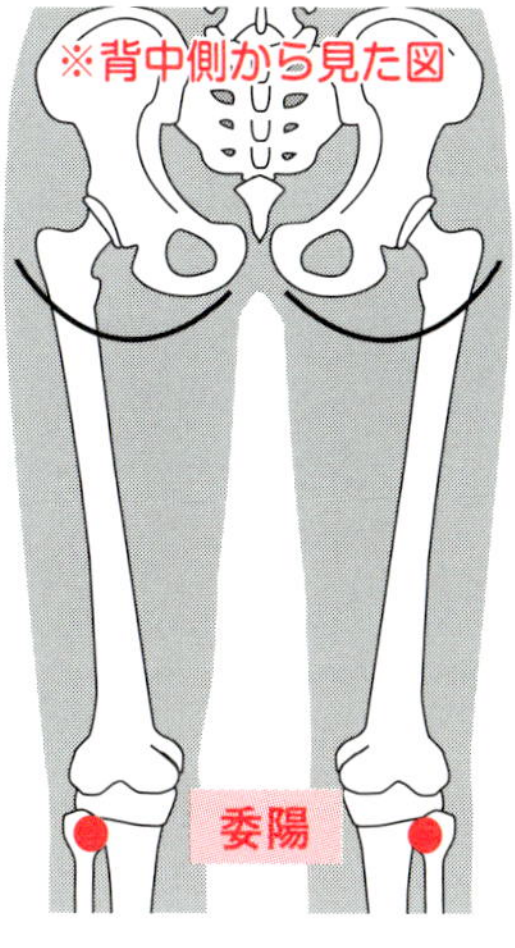

ここが、腰が悪くなると押さえると痛みがあるのです。ふくらはぎ全体を後ろから押さえて痛いのは、そちら側の腰が疲れている証になります。つまり、**腓骨の変位によって、ふくらはぎが徐々に硬直を起こしてゆく**のです。

◆ひかがみ委陽のポイント

この腓骨骨頭の後ろ、膕のポイントは、目、鼻、喉、耳、顔の症状の全てにも関係しています。突発性の難聴や顔面麻痺でも、腓骨の変位があります。

ふくらはぎが硬直すると、足首が硬くなります。

足首が硬いというのは、足首がまっすぐ伸びないということです。

うつ伏せで寝て足首が硬い人は足先が内側に向いてしまうか、足首が浮いてしまいます。

主に左足が最初にこのような傾向があるのですが、右足までも足先が内側を向いている人をうつ伏せで寝かせて、その人の膝下の左右の腓骨の骨頭を天井方向から床方向へ押さえてみると、左腓骨頭が天井方向に出っ張っているように感じます。

つまり、左腓骨頭が後方へ変位しているということです。（右脚の腓骨は既に前方へ変位しています）

指を重ねずに、足先をまっすぐ後ろに向かせた正座というのは、足首の前面を伸ばす形です。実はこの正座というのは、左右の脚の腓骨の矯正をしている体操になっているのです。

さらに、正座から後ろに寝る後屈の体操も、実は腎穴点の硬直を緩和させ、腓骨の矯正をしている体操です。

これも体の５つの動きである「反り」なのです。腕の尺骨と同様に、脚の腓骨も「反り」の動きが鈍くなってくると変位する場所と言えるのです。

つまり、正座ができないと肋骨も硬直すると言えるのです。

そのため、**「体が悪い人は、足首が硬く手首も硬い」**のです。

それでは、この腓骨を矯正し、正しい位置に戻すにはどのような体操が必要でしょうか。

もちろん５つの動きを取り戻すＦＰＭ体操は必要ですが、局所的な腓骨の体操があります。究極のＦＰＭ体操の形です。それは、座禅で行なう**「結《けつ》跏《か》趺《ふ》坐《ざ》」**なのです。

ちなみに、この結跏趺坐は美脚の体操にもなりますので、ぜひチャレンジしてみてください。

結跏趺坐

この結跏趺坐には2つの形があります。
左足を上に載せる「降魔坐《ごうまざ》」という形と、右足を上に載せる「吉《きつ》祥坐《しょうざ》」という形です。

吉祥坐

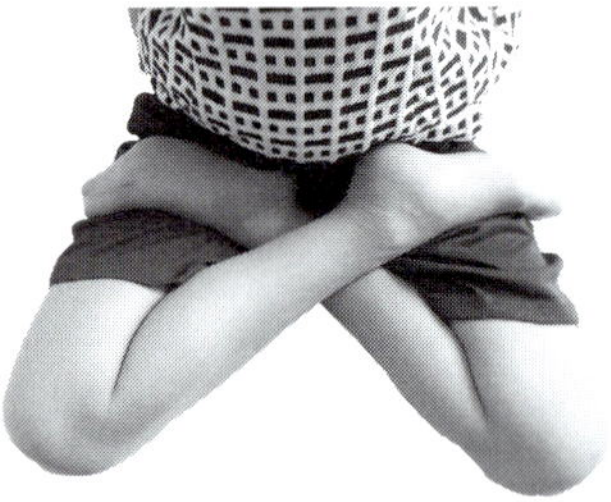

降魔坐

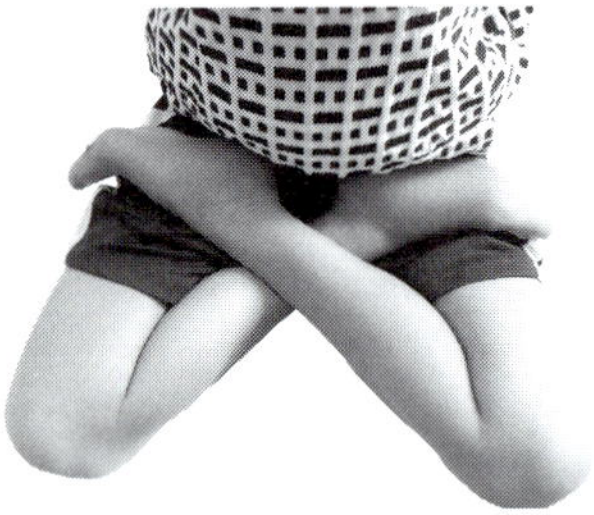

多くの人は基本的に最初に左腓骨が硬直し、左足首が硬直しやすいので、左足を上に載せる降魔坐がやりにくいと思います。
ちなみに右足を上に載せる吉祥坐がやりにくいという人は、よく感じてみてください。
下にある左足首が伸ばされて痛いはずです。また、上に載せた右足が浮いてくるのは、右脚腓骨頭が前方移動しているため、右膝が浮いてしまうからです。
この場合、右脚太もも前の付け根が硬直している状況も加わっています。

結跏趺坐のPOINT

- 左足首を伸ばす
- 右脚太もも前の付け根を伸ばす

安座の体操

1 最初から無理をしないで、
初めは脚を重ねないで、
前に両足を出す「安座」をしてください

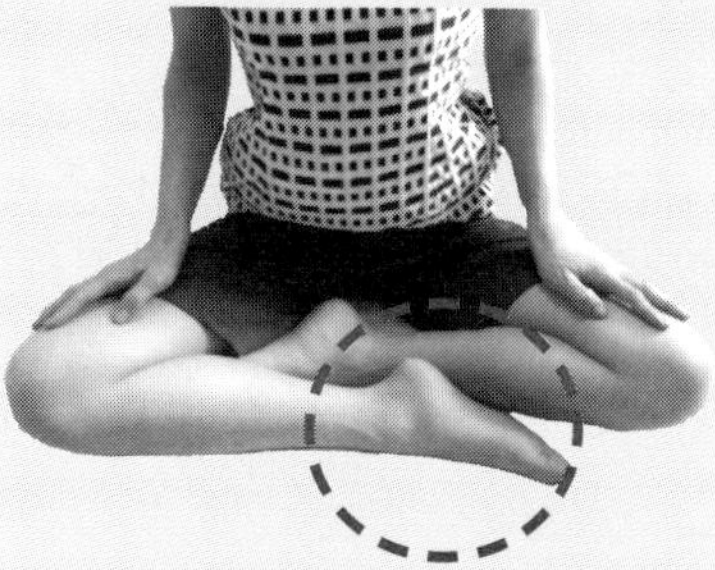

2 そのままお辞儀をしてゆきます

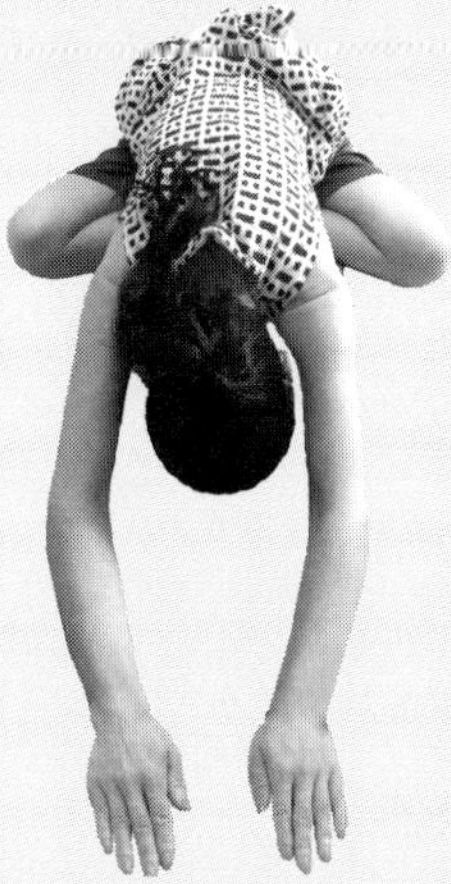

3 脚を上下入れ替えて再度お辞儀をします

半跏趺坐の体操

1 安座に慣れてきたら、
今度は片方の足だけ載せて
（半跏趺坐）ください

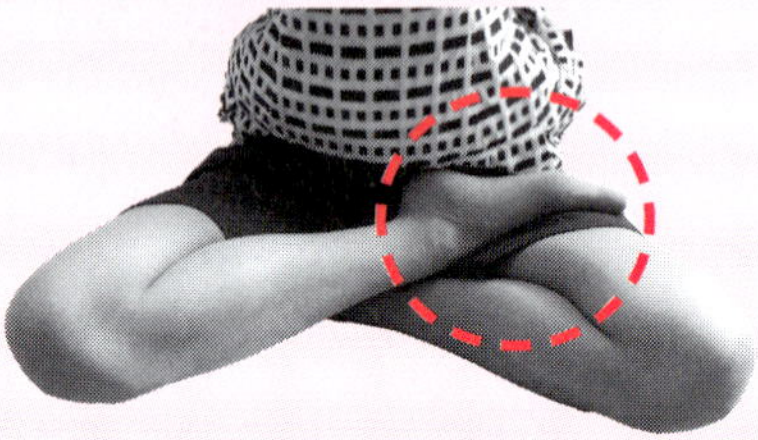

2 そのままお辞儀をします

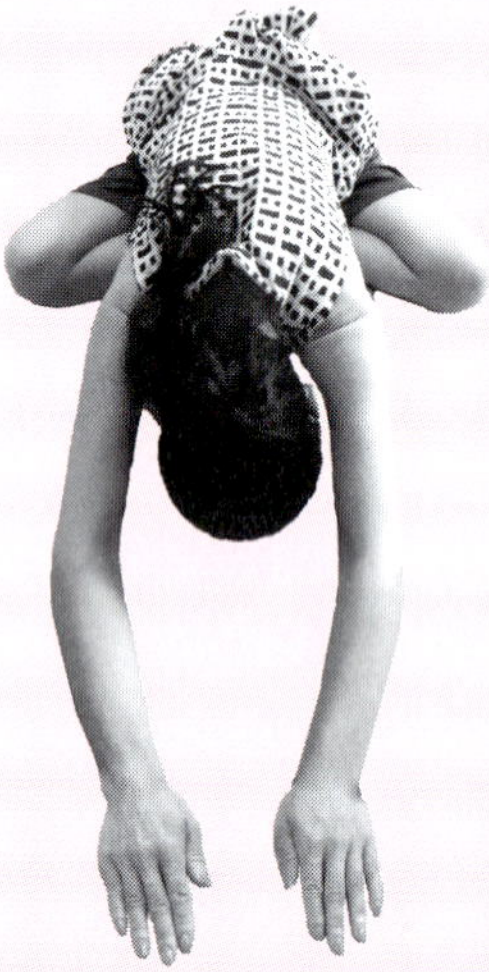

3 脚を上下入れ替えて再度お辞儀をします

結跏趺坐の体操

1 最終的には結跏趺坐を組んでみましょう

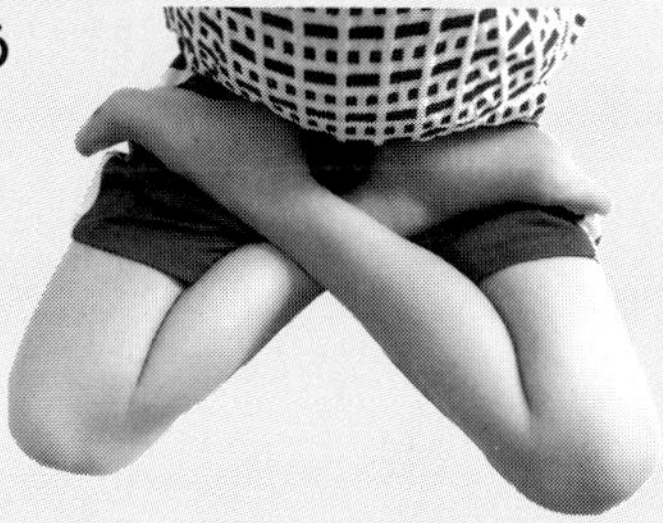

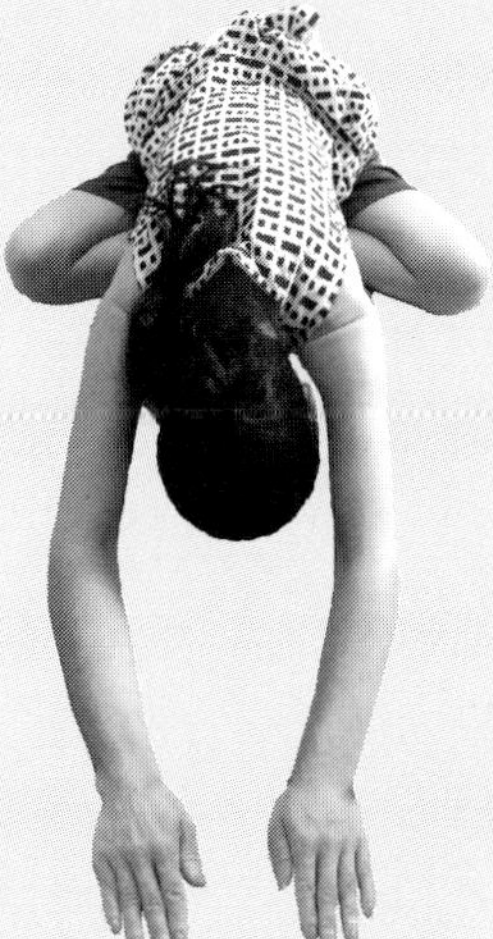

2 結跏趺坐ができたらそのまま前にお辞儀します

3 お辞儀ができたら今度は脚はそのままで後ろに寝転んでください

後ろに寝ることは右脚太もも前の付け根の矯正体操にもなります

足が短いからとか、太ももが太いからできないと言う人も多くいますが、本当は腓骨が硬直しているから結跏趺坐ができないのです。

膝が痛いという人が、毎日少しずつこの脚の組み方をやっていると、中には、腓骨がポキポキ音をたてて動くのが分かることがあります。そして、少しずつ膝痛の感じが変わってくるのです。

もう1つのポイントは、脚を組んだ時足裏を天井方向に向けるようにする、足首前面をまっすぐ伸ばすようにすることです。これで腓骨が伸ばされる感じを体感してゆくのです。体が劇的に変化してゆくことでしょう。

この結跏趺坐の形を見て、脚全体を外旋しているように勘違いしている人が多いですが、むしろ、この脚の組み方は、股関節に直接的にテンションを掛けているのではなく、膝下の脛骨、腓骨、および足首の関節、右脚太もも前の付け根を矯正しています。

また、腓骨が変位してお尻に坐骨神経痛が出ているような人は、次のような体操をしてゆくと良いでしょう。

坐骨神経痛のための体操

1 **坐骨神経痛が出る方の脚を反対の脚の太ももの上に載せます**

曲げた方の膝を床に着けるようにバウンドさせてください

※写真は右脚を例にしてありますので、左側に坐骨神経痛が出る人の場合は、左右は逆になります

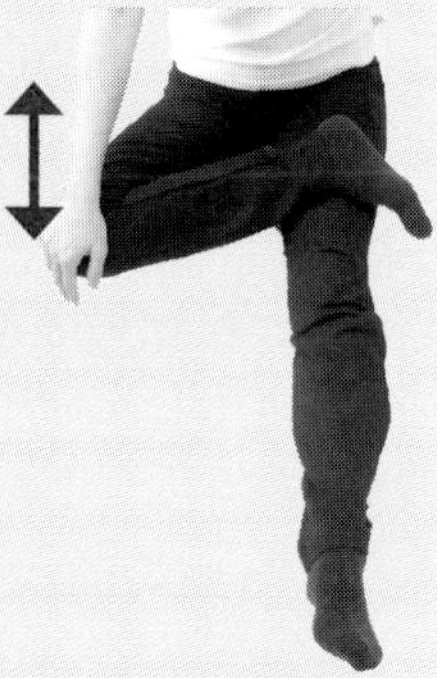

2 **載せた方の脚の膝を少し浮かせて、反対の脚の太ももの外にスライドさせ、載せた方の足の裏を床に着けるようにしてください**

※右脚に坐骨神経痛が出ている場合は、左脚の太ももの外に右足をスライドさせ、その足裏を床に着けます

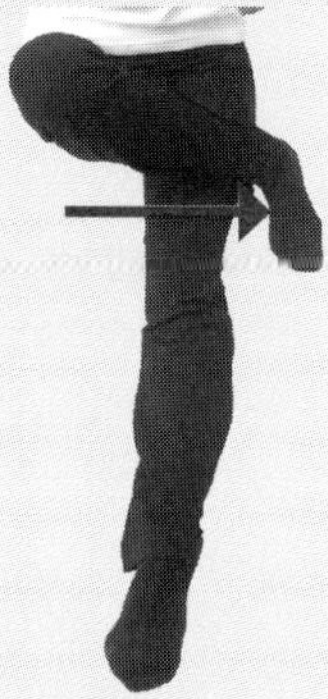

3 **伸ばしている脚を曲げ、その足の踵を反対の脚のお尻の側に付けるように脚を組みます**

※右脚に坐骨神経痛が出ている場合は、左脚を曲げ、左の踵をお尻の右側に付けるように脚を組みます

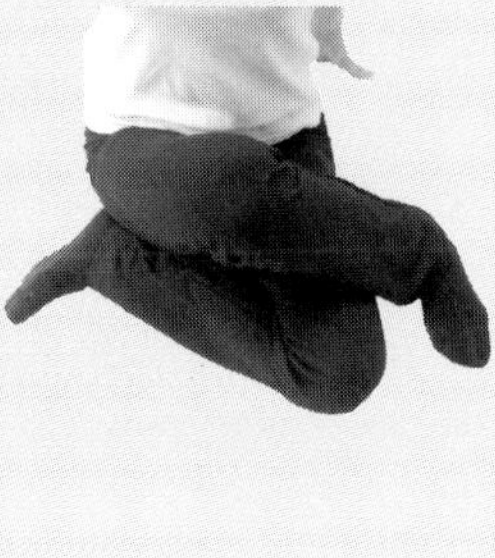

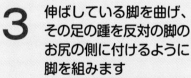

4

そのまま上になっている脚の膝を両手で抱えて、体をその方向に倒します

体重をその膝に載せてゆくイメージで行なってください

※右脚に坐骨神経痛が出ている場合は、上になっている右膝を両手で抱えて、体を右膝の方に倒します。このときに右のお尻が伸びている感覚が出るはずですので、それを10秒くらい保持します

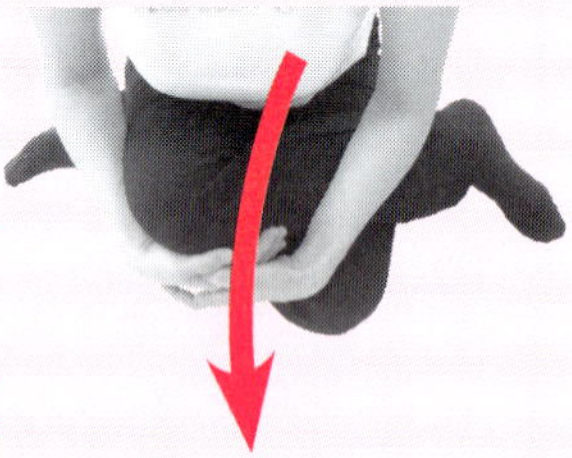

5

4の形から、抱えた方の脚を反対の脚の太ももの上をスライドさせ戻してゆきます（半跏趺坐）

※右脚に坐骨神経痛が出ている場合は、右脚を左脚の太もも上をスライドさせ戻してゆきます

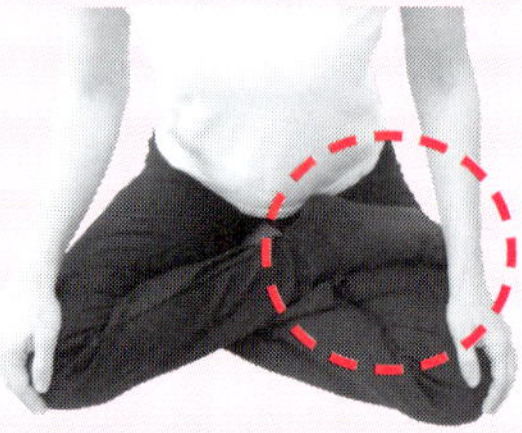

6

今度は下になっている足を、上になっている脚に載せ、結跏趺坐に持ってゆきます

※右脚に坐骨神経痛が出ている場合は、下になっている左足を上になっている右脚に載せ、結跏趺坐に持ってゆきます

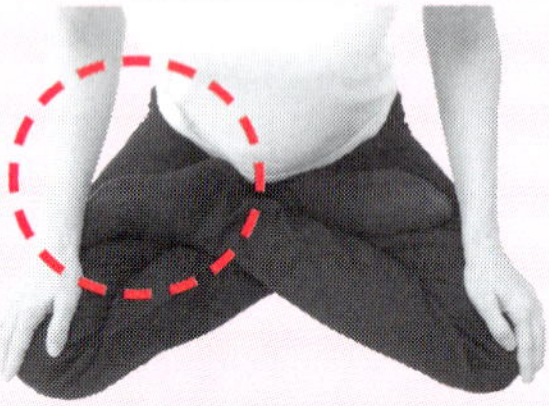

これらの体操によって、腓骨の変位とお尻の伸び具合が連動していることがお分かりになると思います。腰を揉んでも坐骨神経痛は治らないのです。

また、この結跏趺坐ができないから、O脚になったり膝の変形を招くのです。股関節の内旋に見える内股歩きは、実は、股関節が原因ではなく、膝下の状況の腓骨の変位が問題である場合が多いのです。

特に女性は、体を冷やしたり足を冷やしたりすると左腓骨が硬直して下がります。冷えによるギックリ腰や腹痛は、左腓骨の問題なのです。

腓骨の硬直によって足の指骨間（足の甲側の骨の間）が狭くなりますので、足の甲が足の指を曲げて痛かったり、甲が腫れたりするのも腓骨の硬直が要因なのです。

結跏趺坐が組めるように、毎日少しずつ練習してゆけば、体の捻れは形付かずにすみます。最終的に目指すべき下肢の究極のＦＰＭ体操は、実は結跏趺坐なのです。

実際に、私の患者さんでも、この結跏趺坐を行なっていると子宮筋腫が大きくならなくなり人によっては無くなったという方もいます。

座禅をよく組むお坊さんも健康な方が多いようですね。

腕をひっくり返す尺骨の体操も、この脚の結跏趺坐とどことなく似ている感があります。腕の橈骨と尺骨、そして、脚の脛骨と腓骨、これらをフレキシブルな並行状態に戻す形です。

腕と脚の結跏趺坐を、苦も無くできるようになれば、多くの病症が入りこまないひとつの構造的な整体ができあがると私は考えます。

話は少々飛びますが、私は個人的に、以上説明した腕の尺骨と脚の腓骨は、何か霊的な世界を感じ取るアンテナのようだと思っています。

この世が縦・横・高さ・時間の4次元の世界というならば、未だ解明されないその倍以上もあると言われる次元を感じ取るアンテナ……のように感じるのです。

喜、怒、哀、楽、憎、妬、恐、等々

人の心の感情の世界は、目に見えないひとつの次元なのではないでしょうか。目に見えないそういった心の世界が人の体をゆがませてしまう要因であることは間違いありません。

私は経験的に、その人の感情の次元世界が、腎臓や肝臓以外に尺骨や腓骨にも隠されているように思えてならないのです。

連動ライン

最後に、太ももの前の付け根が体のどこに連動しているかのラインを図に表してみます。

これは、経絡ではありません。整体学的な連動ラインです。

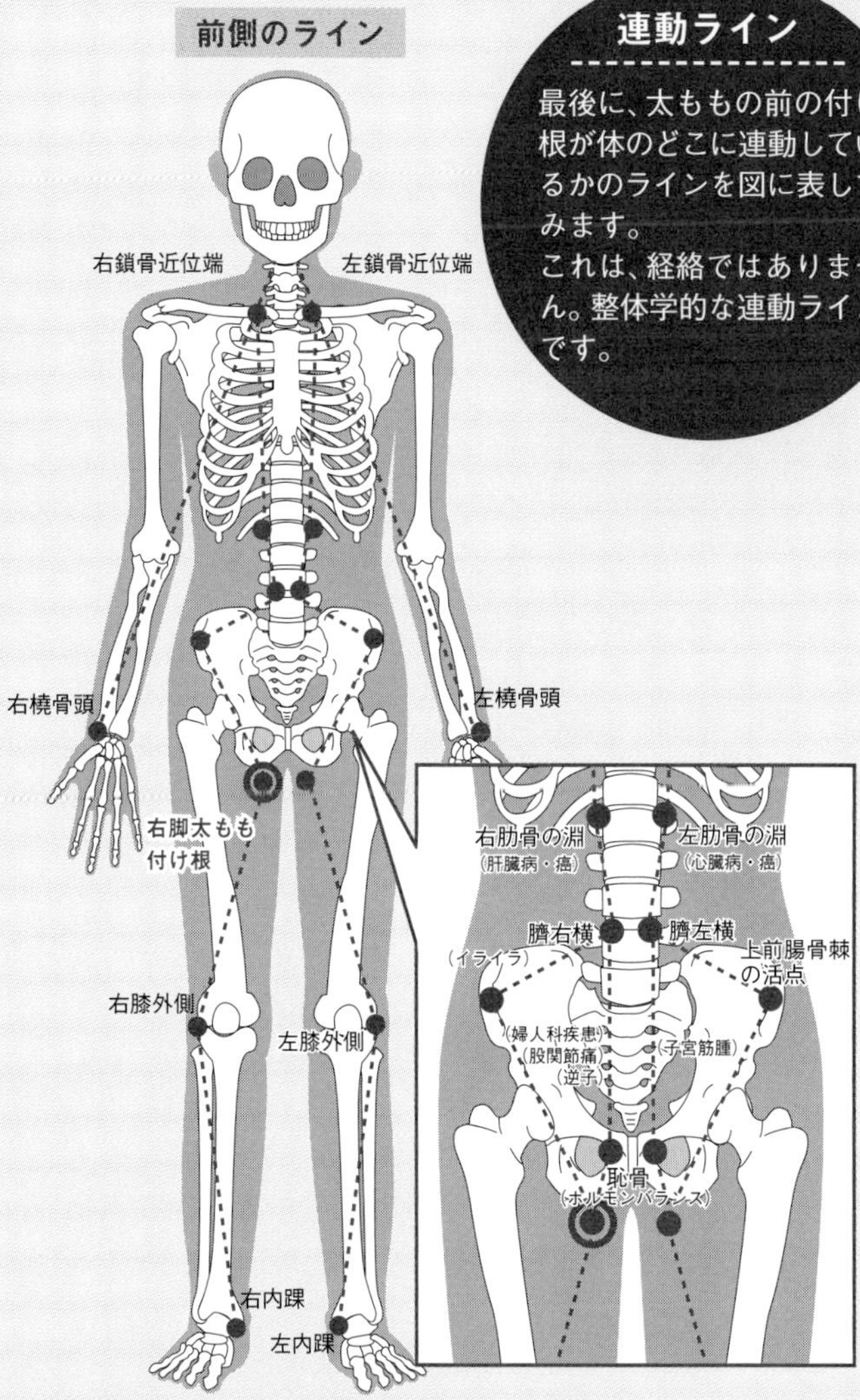

後ろ側のライン

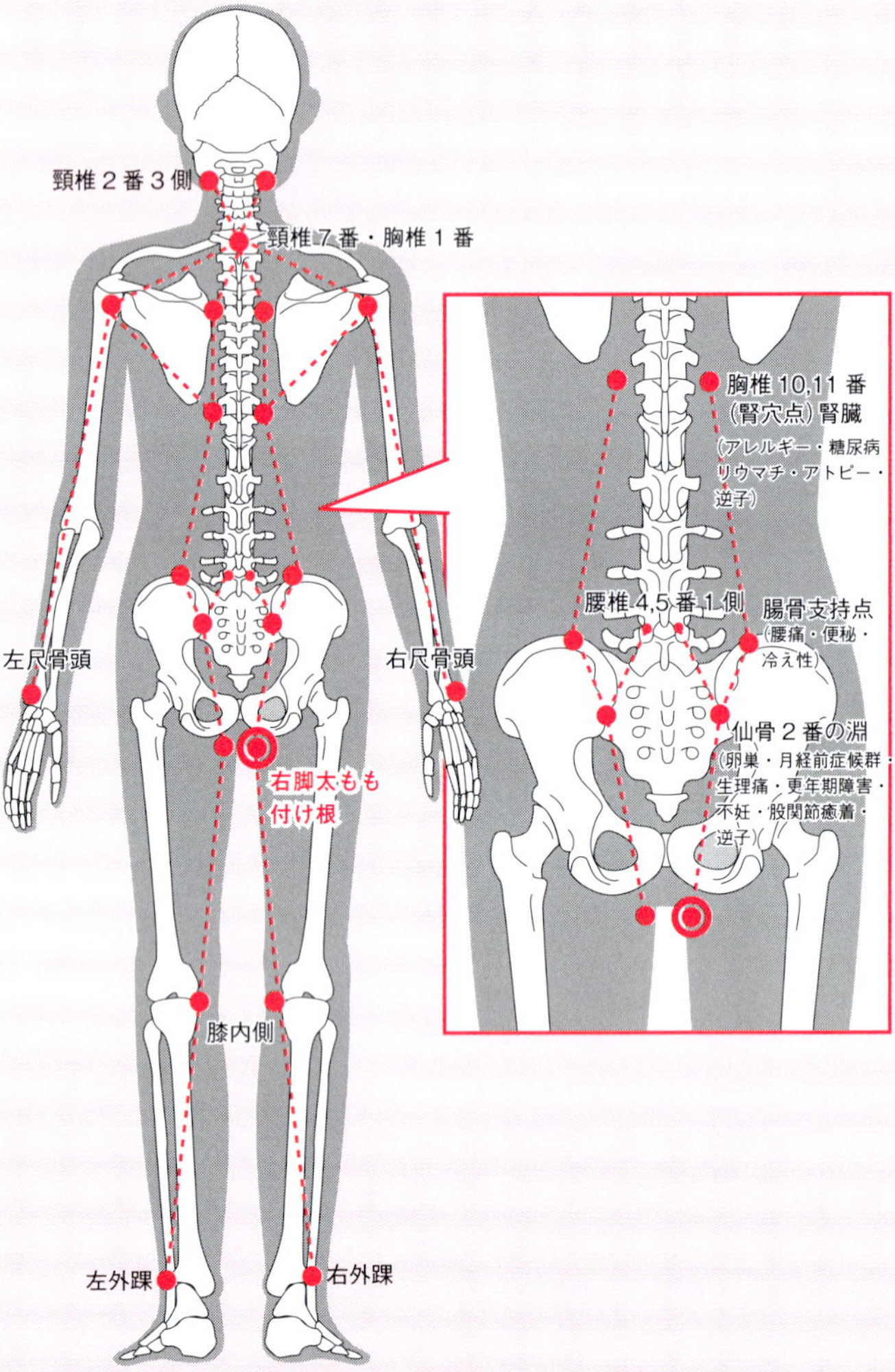

頸椎２番３側
頸椎７番・胸椎１番
左尺骨頭
右尺骨頭
右脚太もも付け根
膝内側
左外踝
右外踝
胸椎 10,11 番（腎穴点）腎臓
（アレルギー・糖尿病
リウマチ・アトピー・
逆子）
腰椎 4,5 番 1 側
腸骨支持点
（腰痛・便秘・
冷え性）
仙骨２番の淵
（卵巣・月経前症候群・
生理痛・更年期障害・
不妊・股関節癒着・
逆子）

立位体の理想的な中心線の図

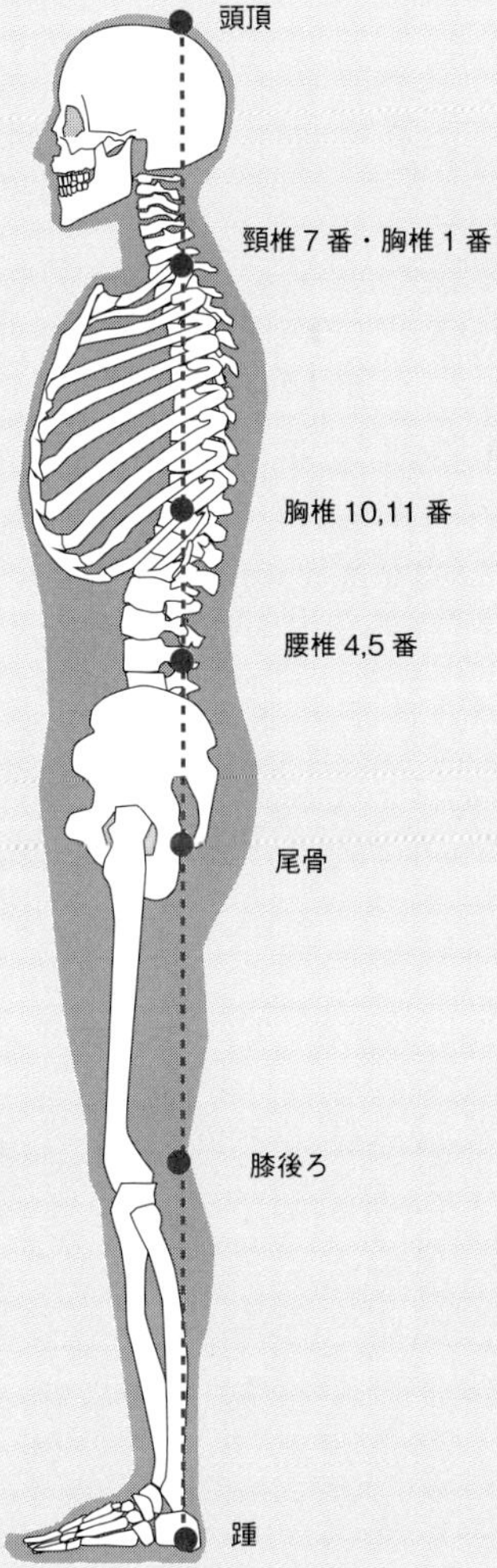

おわりに

太陽と月と。
明治政府が、それまでの太陰暦からいきなり西洋の太陽暦に切り替えたのは明治5年のこと。
月の満ち欠けの一周期をひと月とするのが太陰暦であり、地球が太陽の周りを廻る周期を元にしているのが太陽暦。であるから、太陰暦では月末の晦日《みそか》には月が出ていないのが当然だ。

毎月1日が新月、朔日《さくじつ》と言い、
毎月15日が満月、望月《もちづき》と言う。

だいぶ前の話であるが、平成22年の元旦は満月だった。そして、未明に月食が見られた。元旦月食は太陽暦になって初めて。それまでの日本の太陰暦ではあり得なかった。そのためこれは日本史上初となった。

体には太陽と月のリズムが共存している。太古からのリズムだ。

女性の月経や赤ん坊の生まれる日は、太陽のリズムではなく月のリズムである。

季節による体の変化のリズムは、月よりも太陽のリズム。

太陽があって地球がその周りを廻っている。そして、その間に月があって地球の周りを廻っている。三位一体の関係性があってのリズム。しかも驚くべきことは、日食や月食は、それぞれが奇跡的な位置関係になければ起こりえないということだ。


大きな太陽に、あの小さな月がぴったりと合わさる皆既日食は、太陽と月と地球の距離的な位置と、それぞれの大きさが奇跡的に合わない限り起こりえない。

太陽が「陽」、月が「陰」。(古来日本では、左が陽、右は陰。「さようなら」、「さようでございますか」、左は右より目上。一歩踏み出すのは左足から。)

太陽と月があるからこそ、この地球には生命が生まれた。奇跡的な位置関係がこの地球に「陰陽の世界の具象物」を生んだ。それが男女である。

男性は太陽の動きに支配され、男の体は太陽暦で動いている。

しかし、女性は月の動きに支配され、女の体は太陰暦で動いている。

科学がどれだけ進歩しようと、生命の源は解明されはしない。

自分の命というものは、そういった奇跡的偶然性、または、奇跡的必然性の元で生まれたというのが真実。繊細な蜘蛛の糸のようなもの。

命というのは蜘蛛の糸のようなもの。

何が健康法か追い求める以前の、忘れかけている何か。

２０１８年１月　健昴会・宮川眞人

御礼

彩図社編集部本井敏弘様　同社編集部大澤泉様
ＦＰＭ体操モデル山本幸枝様／上村恵子様
そして、ＦＰＭ健体法・整体学を支持してくださる皆様
皆様に心より御礼感謝申し上げます。ありがとうございました。

宮川整体／整体・健昴会（からだそだて　整体学の健昴会）への問い合わせ

〒１５１-００６３
東京都渋谷区富ヶ谷１-８-４
千田マンション２０３号
ＴＥＬ／ＦＡＸ０３（３４６０）５４３５

【著者略歴】

宮川眞人（みやがわ・まこと）

1962（昭和37）年東京・新宿区生まれ。
早稲田大学第二文学部東洋文化専修卒業。
「身体論の構築と、自らの実践による証明」はライフワーク。
その研究の一環として、1998年、整体の施術所を東京・代々木八幡に開設。
現在、宮川整体／整体・健昴会代表。

女性のための 不調を治す整体学

2018年3月20日第 1 刷

著　者　　宮川眞人

発行人　　山田有司

発行所　　〒170-0005
　　　　　株式会社　彩図社
　　　　　東京都豊島区南大塚 3-24-4
　　　　　MT ビル
　　　　　TEL：03-5985-8213　FAX：03-5985-8224

印刷所　　シナノ印刷株式会社

イラスト　梅脇かおり

URL http://www.saiz.co.jp https://twitter.com/saiz_sha

© 2018. Makoto Miyagawa Printed in Japan.　　ISBN978-4-8013-0269-3　C0047
落丁・乱丁本は小社宛にお送りください。送料小社負担にて、お取り替えいたします。
定価はカバーに表示してあります。
本書の無断複写は著作権上での例外を除き、禁じられています。